AF591102

Travail du Laboratoire d'Histologie du Collège de France

SUR L'EXISTENCE

DE CELLULES GANGLIONNAIRES

DANS

LES RACINES ANTÉRIEURES SACRÉES DE L'HOMME

PAR

Paul A. ZACHARIADÈS

PARIS

G. STEINHEIL, ÉDITEUR

2, RUE CASIMIR-[illegible] 2

18[illegible]

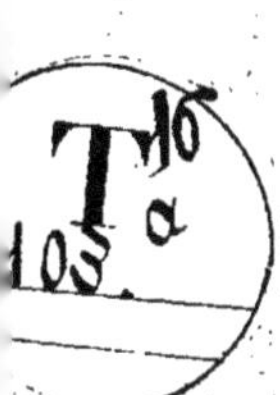

DÉPOT LÉGAL

SUR L'EXISTENCE

DE CELLULES GANGLIONNAIRES

DANS

LES RACINES ANTÉRIEURES SACRÉES DE L'HOMME

IMPRIMERIE LEMALE ET Cie, HAVRE

Travail du Laboratoire d'Histologie du Collège de France

SUR L'EXISTENCE

DE CELLULES GANGLIONNAIRES

DANS

LES RACINES ANTÉRIEURES SACRÉES DE L'HOMME

PAR

Paul A. ZACHARIADÈS

PARIS

G. STEINHEIL, ÉDITEUR

2 RUE CASIMIR-DELAVIGNE, 2

1896

Je tiens à remercier au début de ce travail mes maîtres du labotoire d'histologie du Collège de France. J'ai reçu en France, dans le laboratoire de M. le professeur Ranvier, l'accueil le meilleur que puisse rêver un travailleur et j'en ai été profondément touché. Depuis dix ans j'ai eu l'honneur de suivre l'enseignement de ce maître admirable et j'ai pu assister de près à l'élaboration de ses merveilleux travaux ; par son exemple, j'ai pu me convaincre que la recherche scientifique ne consiste pas seulement à acquérir des faits isolés, mais surtout des faits qu'une idée directrice relie les uns aux autres.

Je prie M. le Dr Malassez de recevoir l'expression de ma reconnaissance pour les conseils bienveillants et les encouragements qu'il n'a cessé de me prodiguer et pour toutes les marques d'intérêt qu'il m'a témoignées ; qu'il soit assuré de tout mon dévouement.

Mon maître et ami, M. le Dr E. Suchard, a été mon initiateur dans les travaux histologiques ; je lui dois de m'avoir facilité les difficultés techniques du début.

Enfin je remercie bien cordialement de leur aide précieuse et de leurs conseils mes amis MM. les Drs Darier, Jolly et Chaslin.

Depuis deux ans, M. le Dr Babinski m'a ouvert largement les portes de son laboratoire et de son service et a bien voulu m'associer à ses travaux ; je suis heureux de le remercier de son si excellent accueil. C'est à l'occasion d'autopsies faites dans son service de la Pitié que j'ai trouvé les faits qui font le sujet de ce travail.

SUR L'EXISTENCE

DE CELLULES GANGLIONNAIRES

DANS

LES RACINES ANTÉRIEURES SACRÉES DE L'HOMME

INTRODUCTION

L'idée de l'existence distincte possible des nerfs moteurs et des nerfs sensitifs est très ancienne. Galien connaissait déjà les paralysies motrices et les paralysies sensitives. Mais avant Ch. Bell on ne se doutait pas que ces deux ordres de fibres formaient deux groupes séparés au moment d'atteindre la moelle. L'anatomiste anglais avait été frappé de voir, dans ses dissections des nerfs de la face, que presque toutes les branches du nerf facial se terminaient dans les muscles, tandis que la cinquième paire envoyait ses terminaisons du côté de la peau. Or on savait que les muscles servaient à la motilité et que la peau était sensible ; l'hypothèse logique qui lui vint à l'esprit fut que le nerf facial était un nerf moteur et que le trijumeau était un nerf sensitif. « Ch. Bell, qui était plutôt anatomiste qu'expérimentateur, fit vérifier son hypothèse par Shaw, qui opéra sur des ânes : l'expérience donna raison à sa supposition (CL. BERNARD) ». Ch. Bell ayant trouvé sur le trajet du trijumeau un ganglion, ne tarda pas à le comparer aux racines postérieures des nerfs rachidiens qu'on savait être toujours en rapport avec un ganglion. Quant au nerf facial sur le trajet duquel il n'avait rien trouvé qui rappelât le renflement ganglionnaire, il le compara aux racines antérieures. Il fut ainsi conduit à supposer que les racines postérieures étaient sensitives et que les antérieures étaient motrices. Les célèbres expériences que Magendie fit indépendamment de Ch. Bell donnèrent raison à l'induction de ce dernier. Magendie avait définitivement établi, en effet, que les racines antérieures étaient motrices et que les racines posrieures étaient sensitives. Il avait de plus reconnu en découvrant la sensibilité récurrente que la racine antérieure était également sensitive en une certaine mesure, mais que cette sensibitité lui venait de la racine postérieure non par la moelle, mais par la périphérie. « Aussi dans cette grande découverte, la justice exige qu'on ne sépare pas le nom de Magendie de celui de Ch. Bell. » (CL. BERNARD.)

Ce qui différenciait déjà anatomiquement les nerfs moteurs des nerfs sensitifs, c'était la présence d'un ganglion sur le trajet de ces derniers.

C'était là une observation générale d'une très grande valeur qui s'applique à toute la série des vertébrés. Les premiers anatomistes qui virent ce ganglion ne purent s'expliquer tout d'abord en quoi pouvait consister ce renflement d'un nerf. On le croyait formé essentiellement d'un assemblage de filaments nerveux ramifiés, intimement unis les uns aux autres (Jourdan, 1816). D'autres les regardaient comme de petits cerveaux, *des sources des nerfs* (Johnston), lorsque Ehrenberg, en 1833, y découvrit des cellules.

A ce moment les méthodes d'investigation dont on disposait ne permettaient pas d'obtenir sur ces cellules des renseignements morphologiques suffisants ; on les apercevait comme des corps cellulaires arrondis, interposés aux fibres nerveuses, et l'on ne se figurait même pas qu'elles pouvaient être en relation avec ces fibres. En effet, Ehrenberg, bien que faisant dessiner dans ses planches plusieurs cellules se continuant avec des tubes cylindriques, ne fait dans son texte aucune allusion à cette disposition. La question de cette relation fut posée pour la première fois par Purkinje, en 1838, qui avoua qu'il ne pouvait pas la résoudre.

En 1844, Kölliker décrivait une fibre nerveuse à double contour provenant de la cellule ganglionnaire chez les vertébrés.

Par les travaux de Bidder et Volkmann, de Helmholtz, Hannover, Bendz, etc., les cellules unipolaires étaient définitivement entrées dans le domaine de la science. Mais il restait la question de savoir dans quel sens se dirigeait le prolongement unique de la cellules.

En 1847, simultanément Robin (raie), Bidder (ganglion du trijumeau du brochet), et Wagner (torpille, raie, squale) découvrent dans le ganglion spinal des poissons des cellules à deux prolonlongements. Les deux prolongements partaient toujours de deux points opposés de la cellule que pour cette raison ils appelèrent bipolaire. Ces cellules étaient donc interposées au trajet d'un tube nerveux exactement comme le ganglion aux faisceaux radiculaires postérieurs. Chacune de ces cellules résumait ainsi en elle-même la structure du ganglion.

Comme il arrive souvent dans la science, lorsque la découverte d'un fait précis a jeté la lumière sur une question, on poussa trop loin la généralisation de cette structure et on voulut l'attribuer à tous les vertébrés. Par cette manière de voir on se rendait compte, en effet, des relations de la cellule ganglionnaire avec ses deux prolongements se dirigeant en sens inverse. Mais Vulpian, Kölliker, Schwalbe, etc., en examinant les ganglions des mammifères démontrèrent d'une façon définitive que les cellules qui les composaient ne possédaient qu'un seul prolongement. L'interprétation de ces cellules unipolaires confondit longtemps la sagacité des anatomistes. L'ancienne question de savoir quelle était la direction de ce prolongement unique, question qu'on croyait éliminée par la découverte des cellules bipolaires, revenait plus pressante. Pour les uns, ce prolongement unique allait à la périphérie; pour d'autres, il allait à la moelle.

Dans ce problème que l'histologie ne devait résoudre que plus tard, la physiologie expérimentale devança l'anatomie. Waller, en effet, par l'expérimentation put donner un solide appui à ceux qui considéraient les cellules ganglionnaires des mammifères comme bipolaires. Les expériences de Waller étaient fondées sur ce fait, que Nasse le premier avait signalé dès 1830, à savoir que lorsqu'on coupe un nerf périphérique, qu'on le sépare de son centre, il s'altère suivant une direction déterminée. C'est Waller le premier qui donna une signification à ce fait. Il avait pensé qu'il serait intéressant de répéter la même expérience sur la racine posterieure et de voir ce qui a lieu selon que la section est pratiquée au-dessus ou au-dessous du ganglion.

Ces expériences furent faites sur la deuxième paire rachidienne cervicale du chien et surtout du chat. On sait, en effet, que le ganglion et les racines de cette paire sont plus faciles à atteindre chez ces animaux. Waller coupait les racines au-dessus des ganglions et les examinait dix ou douze jours après. Il put constater ainsi que, pour la racine antérieure, le bout attenant à la moelle ne s'altérait pas, tandis que le bout central de la racine postérieure présentait une coloration spéciale caractéristique de sa désorganisation. Pour les bouts périphériques les choses se passaient à peu près de façon inverse. Waller conclut de ces expériences devenues classiques que la moelle conserve la racine antérieure et le ganglion la racine postérieure. Waller formula son idée d'une façon plus nette en disant que les ganglions spinaux sont des centres trophiques bipolaires pour les fibres sensitives et que la moelle épinière exerce la même influence nutritive sur les fibres motrices.

Aujourd'hui le processus intime de la dégénération et de la régénération des nerfs nous est bien connu grâce aux travaux de Ranvier qui nous ont donné la clef de la dégénérescence wallérienne.

Pendant que la physiologie expérimentale contribuait ainsi à élucider la véritable nature de la cellule ganglionnaire, les anatomistes cherchaient de leur côté à éclairer ce problème.

Schwalbe (1) avait constaté que la coupe transversale du tronc nerveux qui traverse le ganglion est plus grosse à sa sortie qu'à son entrée. Ceci semblait en faveur des unipolaristes. Mais Holl (en 1875) et Stiénon (en 1880) comptèrent en ces deux points les fibres nerveuses du même tronc et trouvèrent leur nombre à peu près égal, ce qui était en faveur de l'existence de deux prolongements (2).

Mais ces faits, du reste, comme ceux de Waller, ne constituaient qu'une démonstration indirecte. Les deux prolongements n'avaient pas encore été vus dans le ganglion des mammifères. On ne pouvait pas s'expliquer une différence de structure aussi considérable chez des animaux différents entre des organes absolument homologues et qui par conséquent devaient avoir des fonctions

(1) Cette constatation très juste de Schwalbe s'explique aujourd'hui par les recherches de v. Lenhossék : des trois branches formées par une fibre en T celle qui se dirige vers la moelle est la plus mince, la plus grosse se dirige vers la périphérie.

(2) Bidder et Volkmann ont eu les premiers l'idée, dès 1842, de compter ces fibres ; ils ont conclu de leurs recherches à l'origine de tubes nerveux dans les ganglions.

physiologiques identiques. Or, ces fonctions étaient claires si l'on admettait des cellules bipolaires, mais il devenait difficile de les interpréter avec des cellules unipolaires.

D'un autre côté, si l'on se rappelait, comme Cuvier l'avait montré pour l'anatomie descriptive, qu'une disposition anatomique compliquée avait bien des chances de se trouver à un état simple et d'interprétation facile dans quelque représentant de la série animale, on pouvait penser que la cellule bipolaire des poissons représentait le type simple et primitif du ganglion dont la cellule unipolaire des vertébrés supérieurs n'était qu'une complication ou une transformation. Ce dut être l'hypothèse de Ranvier, et en 1875, il put en démontrer la réalité. En se servant, en effet, chez les animaux jeunes de méthodes de dissociation qui lui avaient déjà donné pour d'autres tissus de si beaux résultats, il put isoler les fibres en T. Le prolongement unique de la cellule du ganglion spinal se greffait sur un tube nerveux au niveau d'un étranglement annulaire et le cylindre-axe unique résultait de la fusion de deux cylindres-axes primitifs. Les cellules bipolaires et unipolaires étaient ainsi ramenées par Ranvier au même type, comme Leydig l'avait pressenti après les belles recherches de Remak.

Les observations de Freud à ce sujet ne diminuent en rien le grand mérite de Ranvier, d'avoir le premier découvert cette disposition et d'avoir éclairé le rôle physiologique de la cellule ganglionnaire des mammifères. Cet auteur cite, en effet, Stannius, Wagner, Küttner et surtout Schramm comme ayant été les précurseurs de Ranvier, en cette découverte. Mais nous dirons avec Lenhossék que les observations rapportées par Freud sont incomplètes et resteraient encore ignorées sans les travaux de Ranvier qui ont apporté des preuves convaincantes à cette manière de voir. Après lui G. Retzius confirma l'existence de ces fibres chez les vertébrés, à l'exception des poissons, aussi bien dans les ganglions spinaux que dans certains ganglions crâniens.

Retzius, Freud, Stiénon, Schwalbe ont confirmé aussi ces résultats qui n'ont été contredits que par Rawitz, qui considère que les fibres en T rares qu'on trouve dans les ganglions n'ont pas une grande signification ; ceci tient probablement à sa technique défectueuse.

Mais la meilleure de toutes les confirmations est celle qui nous est fournie par l'embryologie et par l'anatomie comparée. Lenhossék et Retzius ont démontré que chez les invertébrés inférieurs, les cellules ganglionnaires sont phériphériques et siègent dans la peau ; ces cellules envoient un prolongement court vers la surface externe et un autre long vers le cordon abdominal où il se divise. Or ces cellules qui sont périphériques chez le lombric, sont bipolaires et correspondent aux cellules des ganglions spinaux des vertébrés chez lesquels elles sont profondément situées à côté de la moelle.

Mais même chez les mammifères, His à démontré que les cellules ganglionnaires sont bipolaires à l'état embryonnaire ; les deux pointes protoplasmiques qui donnent naissance aux deux prolongements sont situées aux deux extrémités de la cellule. Plus tard ces pointes se rapprochent et finissent par se fusionner ; la cellule de bipolaire qu'elle était devient unipolaire. Donc, chez les mammifères on rencontre à une certaine époque du développement la disposition qui est permanente chez les poissons et chez les invertébrés.

Ainsi la cellule ganglionnaire chez tous les vertébrés possédait deux prolongements, l'un qui allait à la périphérie, l'autre qui allait à la moelle. Les recherches qui suivirent en montrant que toute fibre nerveuse était un prolongement d'une cellule, affirmèrent d'une façon définitive au point de vue morphologique, la distinction des deux ordres de racines ; les antérieures étaient les prolongements des cellules de la moelle, tandis que les postérieures représentaient ceux des cellules du ganglion.

En effet, dans une longue suite de recherches, dans lesquelles es terminaisons nerveuses furent analysées avec un soin minutieux dans la plupart des organes, Ranvier put confirmer cette loi, que la dégénération des nerfs lui avait fait entrevoir, c'est-à-dire l'accroissement des nerfs du centre à la périphérie. Le tube nerveux n'était ainsi qu'un véritable prolongement cellulaire ; et cette manière de voir bientôt généralement acceptée fut précisée dans ces dernières années par l'expression de *neurone*, introduit dans la science par Waldeyer ; la conception du neurone ajoutait quelque chose de plus et de très important, c'était l'indépendance de cette cellule munie de ses prolongements.

A l'aide d'une technique histologique nouvelle, Golgi avait démontré que le réseau anastomotique des prolongements protoplasmiques admis par Gerlach n'existait pas. Ramon y Cajal montra que le prolongement cylindre-axile, lui aussi, se terminait librement. Les cellules nerveuses n'avaient plus que des rapports de contiguïté et chacune d'elles, avec ses prolongements protoplasmiques et cylindre-axiles, constituait un élément indépendant. C'était là le « neurone ».

Cette unité nerveuse indépendante, ce neurone, se compose d'une cellule, de ses prolongements protoplasmiques ou dendritiques et de son prolongement cylindre-axile ou *neurit* des Allemands. Ces neurones n'ont que des rapports de contiguïté avec d'autres neurones : les prolongements dendritiques se mettent en contact avec les prolongements cylindre-axiles d'un autre neurone. C'est *l'articulation des neurones* (Cajal).

L'influx nerveux part des prolongements dendritiques et se termine dans les prolongements cylindre-axiles, d'où il peut au moyen de l'articulation poursuivre son trajet sur un ou plusieurs autres neurones.

Les nerfs sensibles qui partent des cellules des ganglions spinaux pour se terminer dans la peau sont considérés comme des prolongements protoplasmiques ou dendritiques, myélinisés à cause de leur longueur.

La pathologie bénéficia de ces nouvelles conquêtes de l'histologie. Une lésion portant sur un quelconque des trois membres qui composent le neurone retentit sur l'ensemble de cette unité nerveuse. La loi de Waller devient insuffisante pour expliquer ces faits et l'on admet couramment aujourd'hui, peut-être à tort, une dégénérescence rétrograde qui offre généralement des lésions moins aiguës, moins destructives que la dégénérescence wallérienne, mais qui, cependant, quelquefois présente les caractères de cette dernière.

Ainsi, d'une part l'anatomie normale et comparée, le développement, les résultats des expériences physiologiques, d'autre part les faits de dégénérescence, tout tendait à démontrer que les deux ordres de racines étaient absolument distinctes.

Or, ce qui caractérise essentiellement les racines postérieures, c'est le ganglion qui lui est annexé. Le développement nous rend bien compte du siège fixe de ce ganglion sur les racines postérieures ; il nous montre, en effet, que les ganglions se développent directement de l'ectoderme et indépendamment du tube neural. C'est plus tard seulement que les cellules ganglionnaires poussent des prolongements qui relient ces ganglions à la moelle ; ces prolongements forment les racines postérieures. Les racines antérieures, par contre, proviennent des cellules des cornes antérieures de la moelle et poussent des prolongements du centre à la périphérie et par conséquent ne peuvent pas contenir de cellules dans leur intérieur.

Ainsi la racine antérieure ne contiendrait jamais de cellules ; et pourtant, dans ces dernières années, quelques faits sont venus détruire l'absolutisme de cette disposition physiologique (1). Schaefer en 1881, Koelliker en 1894, et Tanzi en 1895 avaient trouvé chez le chat des cellules ganglionnaires dans les racines antérieures tout près des ganglions spinaux. Mais ces faits restaient jusqu'ici uniques et n'avait jamais été observés chez l'homme.

Quelle pouvait être la signification de ces cellules ? Représentaient-elles, en effet, des cellules médullaires émigrées anormalement dans le cours du développement ou des cellules ayant la valeur morphologigue des cellules des ganglions spinaux. On comprend tout l'intérêt que présentait la réponse à cette question puisqu'elle se trouvait intimement liée à une disposition physiologique dont la constance avait été considérée jusqu'alors comme absolue. Mais pour y répondre, il fallait de nouveaux faits, et chez l'homme en particulier où cette question acquiert de l'importance par les conséquences anatomo-pathologiques qui pourraient s'y rattacher.

Une technique appropriée nous ayant permis depuis quelque temps déjà de faire systématiquement dans nos autopsies l'examen des ganglions sacrés, nous avons pu en examiner avec soin

(1) Ch. Bell avait dit que les racines antérieures étaient motrices et que les racines postérieures étaient sensitives. Magendie, en découvrant la sensibilité récurrente avait démontré que les racines antérieures pouvaient être aussi, en une certaine mesure, sensibles. Ramon y Cajal, confirmé par Lenhossék, avait décrit, ces dernières années, quelques fibres motrices dans les racines postérieures provenant des cellules des cornes antérieures. Cette constatation, il est vrai, n'a été faite que chez les embryons de poulets.

un certain nombre et nous avons eu la bonne fortune de trouver dans les racines antérieures sacrées, dans plusieurs cas, l'existence de cellules ganglionnaires.

Nous avons pensé que ces cas étaient dignes de faire l'objet d'une étude spéciale.

Notre travail se divisera ainsi qu'il suit :

CHAPITRE PREMIER

Méthode pour découvrir les ganglions sacrés.

On sait de combien de difficultés pratiques est entourée la découverte des ganglions sacrés, ce qui fait que leur examen est négligé dans la plupart des autopsies. Et pourtant, on appréciera l'importance d'un pareil examen si l'on songe que la plus grande partie des fibres du sciatique proviennent des racines sacrées. Ayant depuis quelque temps examiné un certain nombre de ganglions, j'ai cherché une méthode qui permette de les mettre à nu facilement et de les étudier d'abord dans leurs rapports physiologiques.

J'ai toujours l'habitude d'enlever le sacrum en même temps que la moelle, dans les autopsies. La moelle étant mise à nu par le procédé ordinaire, j'enlève les téguments et les masses musculaires en rasant la face postérieure du sacrum jusqu'au sommet du coccyx ; je détache le sacrum des os iliaques par quelques coups de marteau appliqués sur le rachitome ou par deux traits de scie. Cette incision doit être oblique de haut en bas et de dehors en dedans, de façon à n'entamer que le bord postérieur de l'os iliaque des deux côtés et à avoir ainsi intactes les faces latérales du sacrum. Je dégage les parties latérales de cet os ainsi que celles du coccyx, en incisant les parties molles adjacentes (muscles grands fessiers, muscles pyramidaux, artères fessière, ischiatique,honteuse interne avec les veines qui les accompagnent, et ligaments sacro-sciatiques grands et petits). J'ai soin de ménager le nerf sciatique et je le coupe aussi bas que possible. Je procède ensuite au décollement de la face antérieure du sacrum ; ceci fait, je saisis ce dernier de la main gauche, tandis que la main droite tenant un scalpel va ouvrir l'articulation sacro-vertébrale.

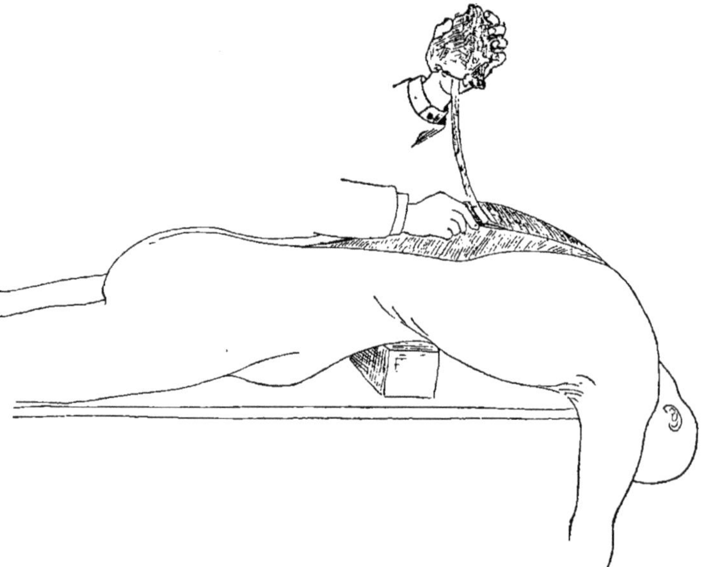

FIG. 1. — Montrant le procédé que j'emploie pour enlever la moelle.

La main gauche soulève le sacrum et le fait basculer ; je continue, sans interruption, à décoller de bas en haut la moelle qui se trouve ainsi suspendue au sacrum, que je tiens toujours de la main gauche et modérément tendue (v. fig. 1).

Comme on le voit, le sacrum me sert à maintenir d'une manière sûre la moelle ; celle-ci se trouve ménagée, car elle n'a à subir de tiraillements d'aucune sorte pendant son extraction. Arrivé au bulbe je la détache comme d'habitude. Moelle et sacrum peuvent être suspendus de suite dans des liquides appropriés. Les ganglions, en effet, pourront se conserver et se fixer assez bien en cet état, pourvu que ces pièces baignent dans une grande quantité de liquide, dix litres de liqueur de Müller par exemple, qu'on renouvelle tous les jours, pendant la première semaine.

Mais il est des cas où il est utile d'isoler de suite les ganglions sacrés ; c'est ce que nous conseillons de faire toujours ; car c'est le seul moyen de voir l'aspect varié que présentent les ganglions à l'état frais et de rechercher les lésions possibles des os, des vaisseaux et de la chaîne ganglionnaire sacrée du sympathique. C'est aussi par ce moyen que l'on pourra, au besoin, faire subir à ces éléments isolés les traitements les plus variés pour un examen histologique ultérieur.

Dans ces cas, après le repérage complet des racines, on sépare la moelle du sacrum, en coupant la dure-mère et la queue de cheval à deux centimètres environ de la base de cet os. Il faut avoir soin dans cette incision de ménager le cinquième ganglion lombaire de chaque côté. Ces ganglions sont situés, en effet, sur les échancrures qui se trouvent en dehors des apophyses articulaires supérieures de la première vertèbre sacrée. L'incision, par conséquent, doit porter soit au-dessus, soit au-dessous des trous de la dure-mère que traversent les racines antérieures et postérieures des cinquièmes ganglions lombaires. Dans le premier cas, qui nous paraît préférable, ces ganglions tiendront au sacrum ; dans le second, ils resteront reliés à la moelle.

Le sacrum ainsi libéré et reposant sur sa face postérieure, on dissèque facilement sur sa face antérieure tout le plexus sacré avec son tronc lombo-sacré. On isole la branche terminale de ce plexus, cette branche très volumineuse, origine du nerf sciatique, aplatie d'avant en arrière et que nous avons eu soin de respecter en libérant les faces latérales du sacrum. A ce moment il est facile de reconnaître et d'isoler la chaîne des ganglions sympathiques sacrés ; on peut aussi constater l'état des vaisseaux et des vertèbres sacrées et coccygiennes.

Nous arrivons au temps capital de cette technique, qui a pour but de faire apparaître sur la face antérieure du sacrum les ganglions sacrés cachés sous les corps vertébraux.

Si l'on se rappelle la disposition du sacrum, la minceur de la paroi postérieure du canal sacré par comparaison avec sa paroi antérieure, qui est d'une grande épaisseur puisqu'elle est formée par les corps vertébraux, il viendra tout de suite à l'idée d'aller atteindre les ganglions par la voie postérieure ; c'est ce qu'on a généralement fait jusqu'ici, et c'est au moyen d'une ouverture de ce genre qu'on a décrit et figuré ces ganglions. Cependant, la voie antérieure est bien préférable. La paroi postérieure du canal sacré est formée d'un tissu compact, résistant ; l'instrument qui en a forcé la résistance risque d'aller plus loin malmener les organes nerveux. Du côté antérieur, au contraire, que trouve-t-on? Du tissu osseux spongieux au niveau des apophyses transverses et au niveau des crêtes intervertébrales, c'est-à-dire un tissu dont l'instrument est maître et dont la main de l'opérateur peut limiter la section exactement au point où elle le veut.

Les figures 2 et 3 font comprendre mieux qu'une description, comment l'on parvient, assez aisément, à se débarrasser de cette cuirasse osseuse, qui recouvre les ganglions en question. Les deux traits latéraux portent sur les prolongements transversalement dirigés, qui naissent de chaque vertèbre sacrée. J'emploie, habituellement, des ciseaux à froid de différentes grandeurs. Il faut que l'instrument, appliqué sur un de ces traits, soit tenu obliquement de haut en bas et de dehors en dedans, le sacrum reposant sur sa face postérieure; la lame se dirige de cette façon vers le canal

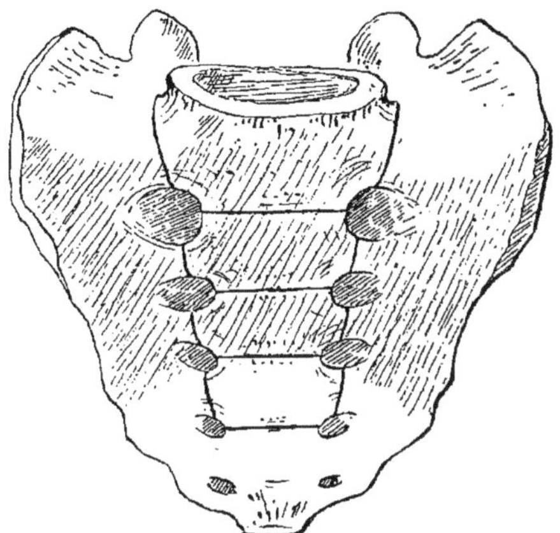

FIG. 2. — Les traits indiquent sur un sacrum sec le siège et la direction des incisions.

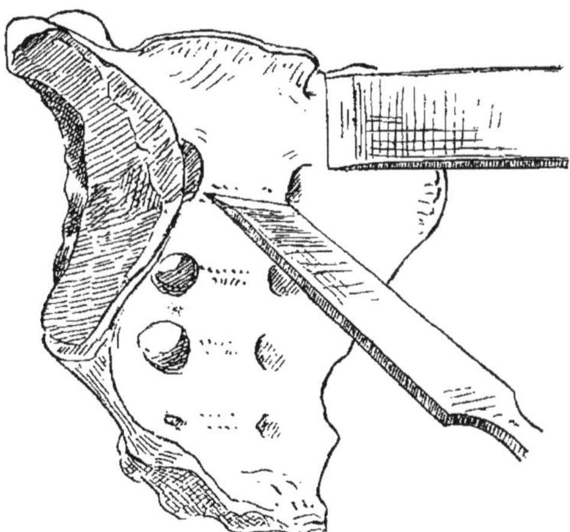

FIG. 3. — Montrant les deux positions successives qu'on doit donner au ciseau pour faire sauter le corps vertébral.

sacré (fig. 3). Quant au trait transversal, il passe par la crête que forment les corps vertébraux en se soudant. Ce trait réunit transversalement deux trous sacrés correspondants, tandis que les traits latéraux réunissent deux trous consécutifs du même côté (fig. 2).

Quelques coups de marteau appliqués sur le ciseau à froid, dans la direction de ces trois lignes, en commençant d'abord par les lignes latérales, suffisent pour ébranler la première vertèbre sacrée; l'instrument plongé, en dernier lieu, dans la crête intervertébrale, une légère pression sur la deuxième vertèbre sacrée, qui sert de point d'appui à l'instrument, fera basculer le corps de la première vertèbre ; celui-ci ne tient plus que par quelques tractus fibreux au ligament sacré antérieur de la dure-mère ; au moyen des ciseaux on coupe ces tractus au ras de la face postérieure du corps de la vertèbre qui se trouve ainsi détaché.

L'opérateur est récompensé de ce petit travail ; les deux premiers ganglions sacrés, droit et gauche, sont là sous ses yeux, entiers, intacts, entourés de leur atmosphère cellulo-graisseuse et conservant encore leur position physiologique ; ils ne perdront cette position que quand on aura coupé les faisceaux fibreux qui proviennent de leur gaine durale et qui les réunissent au périoste au niveau des trous sacrés.

On procède de même pour les corps des vertèbres suivantes. Tous les ganglions sacrés sont ainsi mis à nu ; il est facile de les détacher (fig. 4 et 5).

Lorsqu'on met les ganglions dans les liquides fixateurs, il faut avoir soin de les placer de telle sorte qu'en durcissant ils ne se déforment pas Les incurvations qu'ils auront pris dès le début se conserveront plus tard quoi qu'on fasse et gêneront beaucoup, surtout si on a l'intention de faire des coupes en série. La simple suspension dans les liquides suffit dans la plupart des cas pour remédier à ce petit inconvénient ; on peut les suspendre par un bout de la dure-mère qu'on aura découpé avec les racines. Mais si l'on veut avoir les fibres nerveuses des racines et du nerf mixte dans un état de tension modérée qui se rapproche de l'état d'extension physiologique, il faut avoir recours au procédé que M. Ranvier recommande pour l'étude des nerfs périphériques. Il faudra dans ce cas se servir d'une petite tige de bois dans laquelle

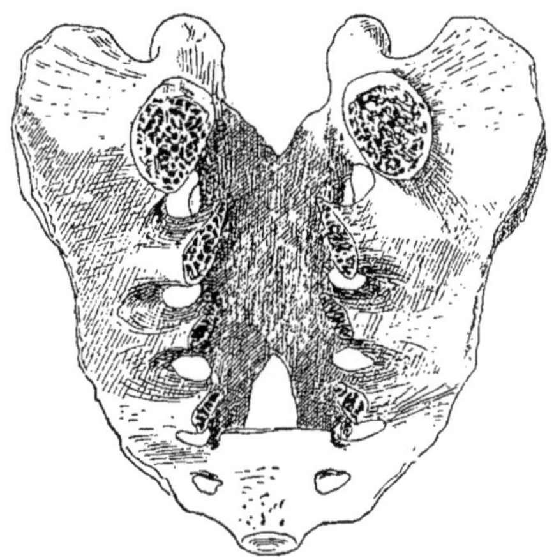

Fig. 4. — Sacrum sec dont les corps vertébraux ont été enlevés.

on pratique un évidement ; au niveau de celui-ci on dispose le ganglion enlevé avec ses racines et son nerf mixte, et on le fixe au degré d'extension convenable au moyen de ligatures placées à ses deux extrémités. Les ligatures portent d'un côté sur les racines et de l'autre sur le nerf mixte.

Cette méthode consiste donc essentiellement dans l'ouverture du canal sacré par sa partie antérieure, contrairement au procédé classique qui l'ouvre par la face postérieure du sacrum.

Les avantages que ce procédé présente sont les suivants :

1) Il est d'exécution facile;

2) Il permet d'avoir tout d'une pièce les racines, les ganglions et les nerfs mixtes, et de pouvoir examiner la face antérieure des

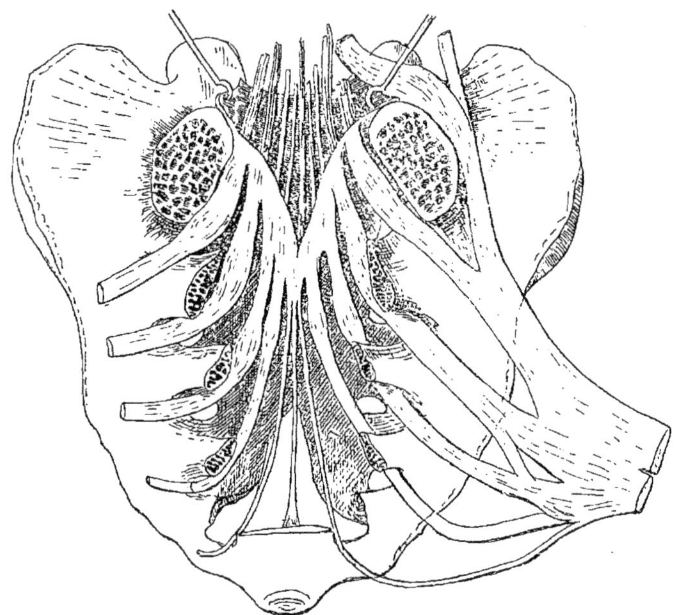

Fig. 5. — Aspect d'un sacrum frais lorsque les corps vertébraux ont été enlevés. On voit les racines sacrées et leurs ganglions en place et les nerfs mixtes formant le sciatique Du côté droit, pour la simplification de la figure, les origines du sciatique n'ont pas été représentées.

vertèbres sacrées et coccygiennes, l'état des parties osseuses qui entourent les ganglions, la chaîne sympathique des ganglions sacrés, les vaisseaux et le plexus sacré;

3) On évite par ce procédé facile les altérations artificicielles (coups de marteau, de scie, etc.);

4) Ce procédé facilite aussi l'enlèvement de la moelle en la ménageant.

CHAPITRE II

Existence de cellules ganglionnaires dans les racines antérieures sacrées.

Dans trois cas, nous avons trouvé sur presque toutes les racines antérieures des nerfs sacrés, l'existence de cellules nerveuses. Les sujets (deux hommes et une femme adultes) chez lesquels ont été observés ces faits ont une histoire anatomo-clinique vraisemblablement indépendante des faits en question et qui sera relatée ailleurs.

Cas I. — Nous décrirons ce premier cas en détail, en raison du grand nombre de cellules que nous avons trouvées dans presque toutes les racines antérieures sacrées et en raison de l'aspect tout particulier que présentait le nerf radiculaire, aussi bien à l'œil nu que sous le microscope.

A. — Examen macroscopique. — Ayant dénudé ces ganglions par le procédé que j'ai indiqué plus haut, j'ai été frappé de voir qu'au-dessus du renflement habituel qui constitue le ganglion, il en existait un autre presque aussi volumineux, séparé du premier par un léger étranglement. Ce deuxième renflement était plus tendu, lisse, et présentait une couleur rouge violacée ; on avait l'impression qu'il s'agissait là d'une cavité remplie de sang, limitée extérieurement par la gaine durale du nerf radiculaire. Ce renflement sphérique, du volume d'un gros pois, cessait presque brusquement, et le nerf radiculaire à 1 centim. au-dessous des trous de la dure-mère paraissait normal. Cette disposition anormale était très nette sur les quatre premiers ganglions sacrés des deux côtés. Les ganglions spinaux des autres régions n'ont pu malheureusement être examinés.

B. — Examen histologique. — Quatre de ces ganglions ont été, après fixation dans l'alcool à 90°, ou dans le liquide de Müller, inclus dans la paraffine et coupés en série, depuis les racines avant leur sortie du canal sacré jusqu'au nerf mixte. Les coupes prises en différentes régions ont été colorées surtout à l'hématoxyline et à l'éosine.

Un des ennuis de cette admirable méthode de la paraffine, c'est qu'on ne peut pas coller solidement les coupes sur la lame de verre et il arrive fréquemment de voir quelques-unes se détacher dans les différentes manipulations ultérieures.

Voici le procédé dont je me sers depuis quelque temps et qui me donne des résultats satisfaisants : les coupes, bien étalées sur la lame de verre par l'eau chaude, sont desséchées et recouvertes d'une légère couche de celloïdine très faible avant d'enlever la paraffine. La solution de celloïdine doit être étendue d'alcool absolu ; ajouter environ 5 p. 100 de glycérine. On rejette de suite le liquide qu'on a répandu sur les coupes, afin que la couche de celloïdine ne soit pas trop épaisse. Pour déparaffiner, employer de préférence le mélange de xylol 3 p. et d'acide phénique 1 p.

Les coupes de ces ganglions, examinées en différentes régions, nous ont persuadé qu'il s'agissait là d'une hémorrhagie siégeant entre les lames de la pie-mère et de l'arachnoïde du nerf radiculaire, et que le renflement était formé par du sang qui s'était répandu entre les faisceaux radiculaires et qui avait ainsi dilaté la gaine durale sous forme d'ampoule. Les faisceaux radiculaires, baignés dans ce liquide sanguin, étaient comprimés et aplatis par places.

La figure 6 représente une coupe de la première paire sacrée du côté droit, au point où celle-ci va pénétrer dans les trous de la dure-mère. On voit qu'à ce niveau les deux racines ne sont pas

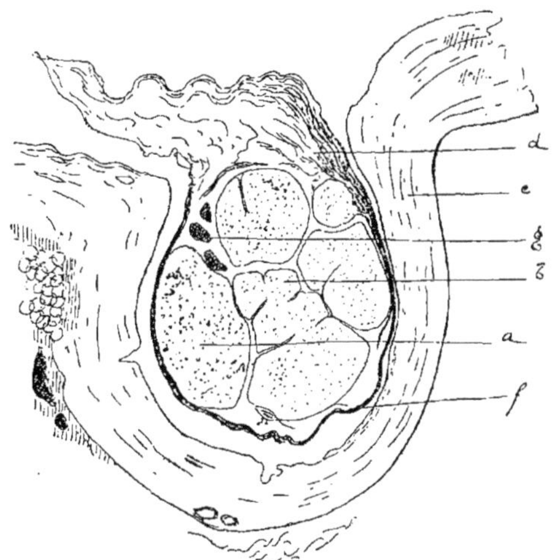

FIG. 6. — Coupe d'une paire sacrée au point où elle va traverser la dure-mère.
a. Rac. ant. — *b.* Rac. post. — *c.* Dure-mère. — *d.* Arachnoïde. — *f.* Lamelles arachnoïdiennes dissociées par une légère infiltration sanguine. — *g.* Vaisseaux remplis de sang.

encore complètement entourées par la gaine durale. Les lames de de la pie-mère et de l'arachnoïde entourent les faisceaux radiculaires. Elles sont dissociées par une infiltration discrète de globules rouges et blancs qui donne à ce tissu l'aspect de l'œdème des méninges molles. Tous les vaisseaux sont remplis de sang sans en excepter ceux de la dure-mère; les globules blancs qui y son assez nombreux occupent le centre des vaisseaux, ce qui tendrait à prouver que la circulation y était très active. Quelques-uns de ces vaisseaux sont remplis d'une masse finement granuleuse dans laquelle on ne reconnaît plus ni globules blancs, ni globules rouges.

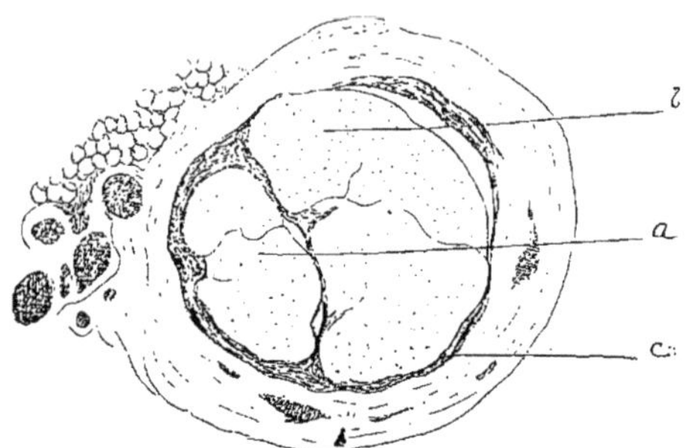

FIG. 7. — Coupe intéressant le nerf radiculaire formé.
a. Racine antérieure. — *b*. Racine postérieure. — *c*. Infiltration sanguine.

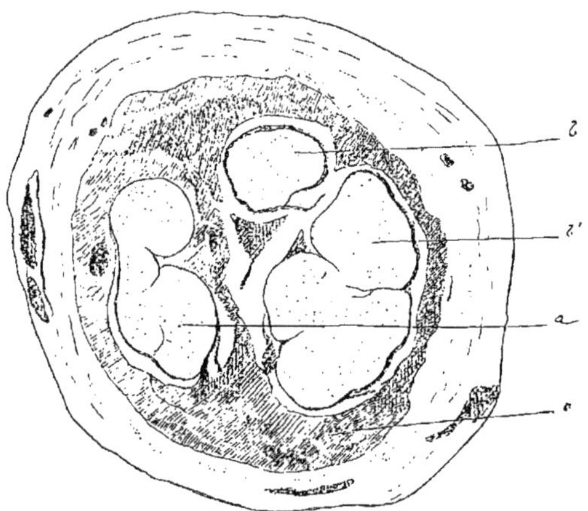

FIG. 8.
a. Racine antérieure. — *b* et *b'*. Racine postérieure. — *c*. Hémorrhagie.

Plus bas, sur une coupe passant par la partie supérieure du renflement ampullaire (fig. 7), on voit le nerf radiculaire enveloppé complètement par sa gaine durale ; la racine antérieure, moins volumineuse, à gauche ; la racine postérieure à droite. L'infiltration sanguine est plus considérable et entoure chaque racine de tous côtés. Les vaisseaux sont ici aussi turgides et les fibres nerveuses normales.

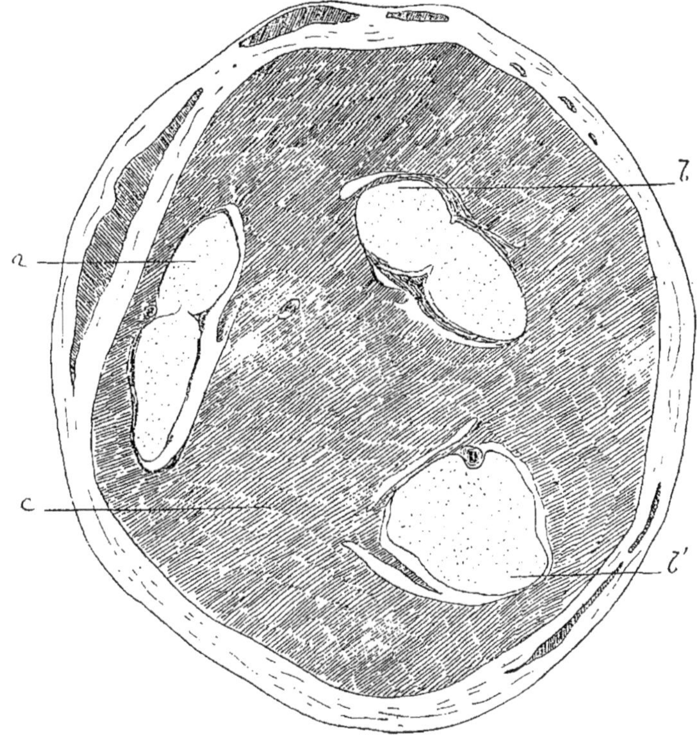

Fig. 9.

a. Racine antérieure. — *b* et *b'*. Racine postérieure. — *c*. Hémorrhagie considérable séparant les faisceaux radiculaires.

Plus bas encore (fig.8) le volume du nerf radiculaire augmente : cette augmentation est due à une véritable hémorrhagie ; le sang en masse entoure les faisceaux radiculaires, les comprime et les déforme.

Une coupe passant plus bas par le milieu de ce renflement montre la déformation considérable à laquelle arrivent les faisceaux

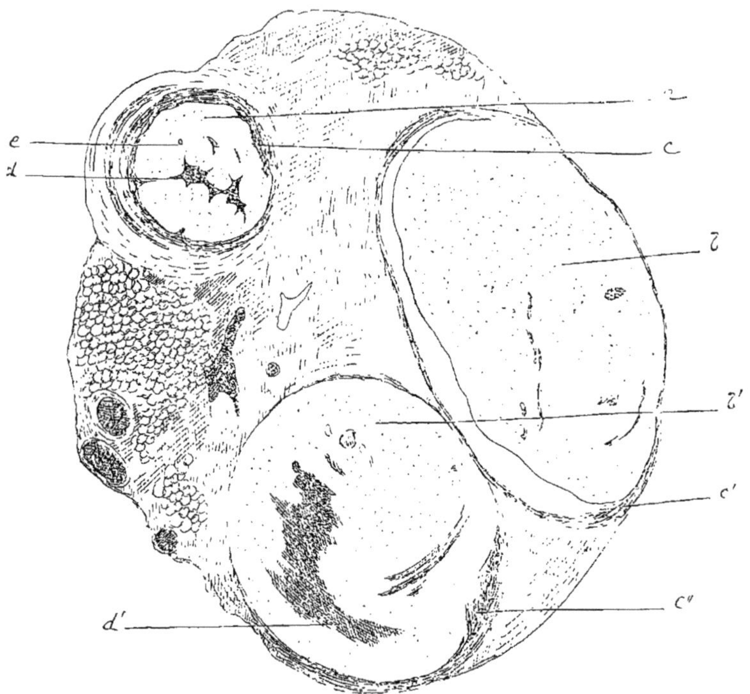

Fig. 10.

a. Racine antérieure. — *b*, *b'*. Racine postérieure. — *c*, *c'*, *c''*. Infiltration sanguine entre les lamelles de la gaine périfasciculaire. — *dd'*. Hémorrhagie intrafasciculaire. — *e*. Cellule ganglionnaire de la racine antérieure.

radiculaires (fig.9). La racine antérieure fortement comprimée est aplatie et se présente sous la forme d'un ruban. Le sang occupe un espace considérable.

La figure 10 représente la coupe transversale faite au-dessous de la cavité remplie de sang. Elle nous montre la racine antérieure à gauche et en haut, et deux faisceaux représentant la racine postérieure en bas et à droite. L'hémorrhagie massive n'existe plus. Une couche mince de sang entoure ces différents faisceaux, qui ont repris leur forme ronde ou ovalaire et siègent maintenant dans une atmosphère cellulo-adipeuse formée par de grosses fibres conjonctives, à direction parallèle ou légèrement oblique à l'axe du nerf radiculaire, entremêlées par des îlots de tissu adipeux et de fibres élastiques ; on y voit de gros vaisseaux remplis de sang.

On doit remarquer dans cette coupe trois faits :

1) D'abord on constatera que l'hémorrhagie périfasciculaire a

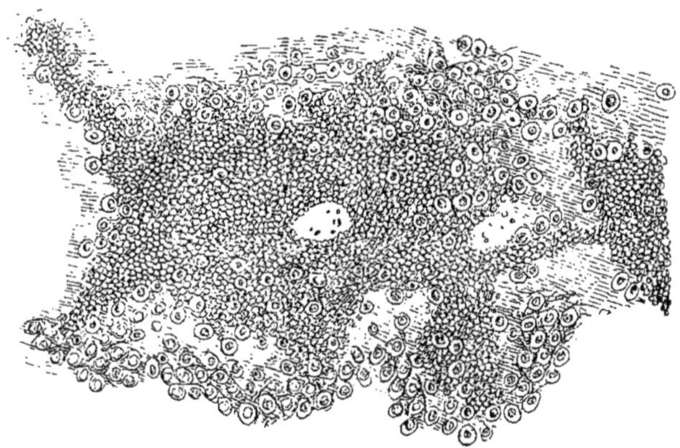

Fig. 11. — Représente, à un fort grossissement, l'hémorrhagie siégeant au point *d* de la figure 10.

complètement disparu et qu'il ne reste plus qu'une infiltration sanguine entre les lamelles de la gaine périfasciculaire que M. Ranvier désigne sous le nom de *tissu conjonctif engainant.*

2) On reconnaît de plus ici que l'intérieur des faisceaux est occupé

par une hémorrhagie en nappe; il s'agit bien là d'une infiltration sanguine entre les fibres nerveuses, au milieu du tissu conjonctif intrafasciculaire. Les tubes nerveux paraissant sains se trouvent dissociés au milieu des globules rouges, qui accusent leurs contours, et forment ainsi une sorte de mosaïque très élégante. La figure 11 représente bien cette disposition.

3) A ce niveau, c'est-à-dire à 1 centim. à peu près au-dessus du ganglion, on est étonné de voir dans la racine antérieure, au milieu de fibres nerveuses, une cellule ayant les apparences des cellules ganglionnaires.

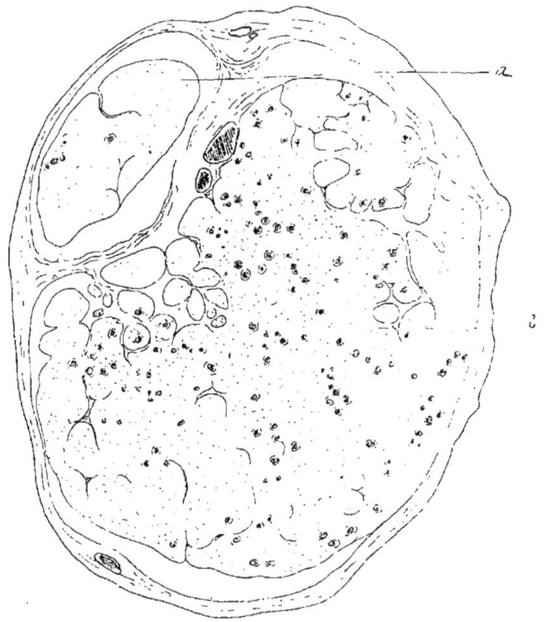

FIG. 12. — Coupe passant par le tiers supérieur du ganglion. *a*. Racine antérieure dans laquelle on voit cinq cellules. — *b*. Ganglion.

La figure 12 est une coupe transversale passant par le tiers supérieur du ganglion. Toute trace d'hémorrhagie a disparu ; le ganglion est normalement constitué. La racine antérieure bien développée est située à gauche. Mais ici encore nous trouvons l'existence de ce fait singulier : la racine antérieure contient cinq cellules ganglionnaires. Un groupe de quatre cellules siégeant à la périphérie externe de la racine est entouré de tissu conjonctif. On voit de plus, au centre de la racine antérieure, une cellule au milieu de tubes nerveux.

Nous avons pensé qu'il était bon de mentionner et de figurer cette hémorrhagie, intéressant surtout la région sur laquelle M. Nageotte a attiré l'attention. Cet auteur a, le premier, démontré que cette région paraît avoir des aptitudes pathologiques spéciales qu'expliquent sans doute sa situation et ses rapports. A l'heure actuelle, où l'on commence à se douter de l'importance des lésions des ganglions dans certains faits pathologiques, toutes les lésions de ces ganglions et des racines qui en partent doivent être recueillies avec soin.

Mais le fait sur lequel je veux surtout insister en ce moment, c'est la présence des cellules dans les racines antérieures. Ces cellules existent dans presque toutes les coupes sur une longueur de 1 centim. Elles commencent à apparaître à 5 millim. environ au-dessus du ganglion dans le faisceau nerveux qui constitue la racine antérieure ; elles disparaissent au niveau du tiers supérieur du ganglion et forment ainsi des rangées cellulaires se poursuivant le long de ce trajet. On trouve presque sur toutes les coupes de une à six de ces cellules. Leur nombre total peut atteindre un chiffre assez élevé : ainsi, dans le ganglion sacré du côté droit, j'ai pu estimer approximativement leur nombre ; près de huit cents cellules étaient contenues au niveau indiqué plus haut, formant un groupe continu. Au-dessus et au-dessous de ce point, la racine antérieure ne contenait pas d'éléments anormaux.

Structure de ces cellules. — Le volume de ces cellules est quelque peu inférieur à celui des grosses cellules des ganglions spinaux ; leur diamètre sur des coupes est en moyenne de 50 μ ; elles correspondent par conséquent comme volume aux cellules moyennes de ces ganglions.

On peut leur reconnaître un corps protoplasmique sphérique ou ovoïde qui, sur quelques cellules, est rétracté probablement par

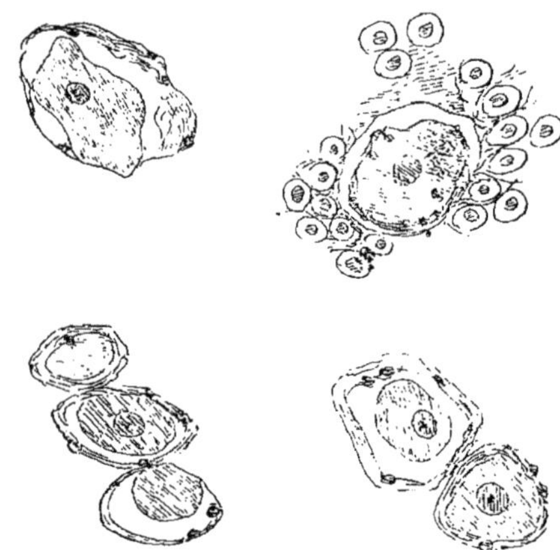

FIG. 13. — Cellules ganglionnaires de la racine antérieure telles qu'elles apparaissent sur les coupes, à un fort grossissement.

les réactifs. Elles possèdent un noyau proportionnel au volume du protoplasma, un nucléole assez apparent et quelquefois un amas de granulations pigmentaires jaunâtres. Une capsule doublée de noyaux les entoure complètement (fig. 13).

Les coupes seules ne pouvaient nous donner une idée juste sur la structure de ces cellules ni sur leur nature. Or, il était très important de savoir par exemple si ces cellules possèdent un ou plusieurs prolongements. Pour résoudre cette question capitale, nous avons eu recours aux dissociations après l'action de l'acide osmique à 1 p. 100 pendant plusieurs heures.

Après plusieurs essais infructueux, nous sommes arrivé à en isoler un très petit nombre. La figure 14 répond à la question posée. Les cellules que nous avons pu isoler sont unipolaires ; leur prolongement part d'un de ses pôles, il est bientôt entouré d'une gaine épaisse de myéline. Il est par conséquent presque certain que ces cellules ne sont pas sympathiques, mais qu'elles sont analogues de celles de ganglions spinaux.

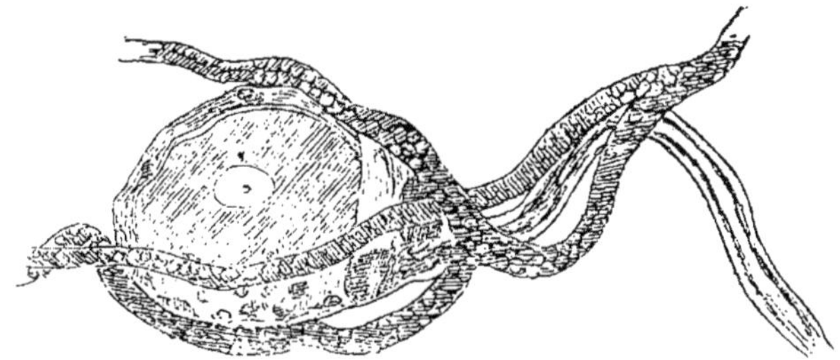

FIG. 14. — Cellule ganglionnaire de la racine antérieure, isolée. Grossissement de 350 diam. On voit les branches du réseau capillaire qui l'entourent.

Le prolongement unique a pu être suivi sur un assez long trajet, sans toutefois dépasser le premier étranglement annulaire. Mais malgré des recherches répétées, je n'ai jamais pu constater l'existence de fibres en T faisant suite aux cellules, ni même indépendantes ; c'est là un fait négatif qui ne permet en rien de conclure à leur absence. En effet, le nombre des cellules que j'avais à ma disposition était limité et leur siège exact était impossible à préciser à l'œil nu, au milieu de toutes les fibres de la racine antérieure. Or, pour quiconque sait de combien de difficultés est entourée cette dissociation, appliquée même à des ganglions frais et préparés uniquement pour cette recherche, ce résultat négatif n'aura rien d'étonnant.

On remarquera aussi sur cette figure 14 que la cellule se trouve comprise dans une maille du réseau capillaire (1) fortement adhérente à la capsule; ceci est également en faveur de leur nature ganglionnaire.

J'ai fait dessiner aussi, attenant au protoplasma de la cellule du côté du pôle qui donne naissance à la fibre nerveuse, des éléments qui rappellent vaguement les *noyaux* (Courvoisier) *et les cellules polaires* (v. Lenhossék) de la plaque polaire, que ce dernier auteur a décrits dans les cellules des ganglions spinaux de la grenouille.

Ces cellules, par leurs caractères morphologiques sont ainsi manifestement analogues aux cellules des ganglions spinaux et doivent être rangées parmi ces dernières.

Cas II et III. — Dans ces deux autres cas, les ganglions sacrés ne présentaient pas la particularité du double renflement et de l'hémorrhagie, mais j'ai pu également constater à ce même niveau l'existence de cellules. Ces cellules ne sont pas toujours situées dans la racine antérieure; on les trouve quelquefois en dehors d'elle, isolées, ou formant un faisceau distinct. Dans ce cas elles sont situées presque toujours du côté de la face externe de la racine, celle qui n'est pas en rapport avec la racine postérieure ou le ganglion.

Le nombre de ces cellules, dans le deuxième cas, était à peu près de cent. Dans le troisième cas, je n'ai pu en compter que quatre.

Cas IV, V et VI. — M. Nageotte, qui a coupé en série un très grand nombre de ganglions pour d'autres recherches, a mis très obligeamment toute sa belle collection à ma disposition. Or, un

(1) La circulation sanguine des ganglions est assurée par des artères et des veines et surtout par un réseau capillaire à mailles très serrées; presque chaque cellule est logée dans une de ces mailles.

examen rapide m'y a fait trouver trois cas distincts, dans lesquels j'ai pu constater la présence de ces cellules toujours au même niveau. Dans aucun de ces trois derniers cas les cellules ne siégeaient à l'intérieur de la racine : elles formaient de petits faisceaux séparés à côté de la racine antérieure et toujours très éloignés de la racine postérieure et du ganglion. Dans ces faits, je n'ai pu estimer leur nombre : il en existait de une à cinq dans chaque coupe. Nous avons été ainsi amenés à considérer la présence de ces cellules dans la racine antérieure (ou appliquées contre elle), comme moins exceptionnelle qu'on pourrait le penser. Des recherches ultérieures pourraient seules nous montrer quelle serait leur fréquence exacte.

Avant de terminer je décrirai, en quelques mots, une anomalie intéressante que présentait un des ganglions sacrés de mon premier cas ; je ne sache pas qu'elle ait jamais été signalée.

Sur des coupes transversales correspondant au milieu du renflement ganglionnaire, il existait deux ganglions bien limités et de volume égal. Sur des coupes passant plus haut ou plus bas, le ganglion était unique, mais à côté de lui il existait un faisceau de fibres nerveuses assez volumineux, qui faisait partie de la racine postérieure, mais qui ne contenait pas de cellules ganglionnaires. En examinant la série de coupes, de haut en bas, j'ai pu suivre cette disposition bizarre. Le nerf radiculaire était composé de deux faisceaux assez volumineux ; à un moment donné les fibres de l'un de ces faisceaux s'épanouissainet dans un ganglion situé uniquement sur son trajet; l'autre faisceau ne possédait pas encore de cellules. Plus bas, et avant d'arriver au milieu du renflement, un pont de substance ganglionnaire partant de ce ganglion va se jeter dans l'autre faisceau qui, à partir de ce moment, se renfle, car les cellules y deviennent de plus en plus nombreuses ; de cette façon, sur des coupes passant par le milieu du renflement, on a deux ganglions également développés. Plus bas encore, le premier de ces ganglions s'épuise et n'est plus représenté que par un faisceau de fibres qui en sort ; tandis que le second continue et contribue seul à la formation de la moitié inférieure du renflement. Chacun de ces ganglions a une longueur de 5 millim. environ ; les deux se suivent et ne coexistent qu'au milieu du renflement et sur un quart de millimètre de longueur.

Nous avons, en somme, ici deux amas ganglionnaires siégeant sur le trajet de deux faisceaux d'une racine postérieure et se suivant. Ces deux amas ganglionnaires se relient entre eux par un pont de substance ganglionnaire.

Il serait intéressant de savoir si la présence de cellules dans les racines antérieures est un fait anormal, ou s'il ne s'agirait pas là d'une loi générale. Il faut reconnaître que si c'est là une anomalie, elle n'est pas très rare, puisque nous avons pu l'observer six fois sur douze sujets où les ganglions ont été examinés. Mais pour que cette proportion fût exacte, il aurait fallu, dans les six cas négatifs, examiner d'une façon méthodique ces racines depuis leur émergence jusqu'au nerf mixte et étudier toutes les coupes. C'est ce que nous n'avons pu faire. Nous n'avons examiné, en effet, que la région précise dans laquelle nous avions pour la première fois trouvé des cellules, région qui n'est qu'une faible partie des racines si longues formant la queue de cheval ; et même dans cette région, nous n'avons examiné qu'une coupe sur dix. Une recherche méthodique, à l'abri de toute critique, pourra à l'avenir nous permettre de répondre à une question aussi capitale ; mais les considérations qui précèdent nous donnent la conviction que la proportion indiquée est au-dessous de la réalité et qu'il s'agit peut-être bien là d'un fait normal, applicable non seulement aux ganglions sacrés, mais encore aux ganglions cervicaux, dorsaux et lombaires que nous n'avons pas examinés à ce point de vue.

CHAPITRE III

Faits nouveaux concernant les racines rachidiennes et pouvant être comparés aux faits précédents.

Dans la moelle, le siège constant des cellules nerveuses est la substance grise; c'est un fait connu depuis longtemps. Ces cellules sont, ou bien réunies en petits groupes, ou bien disséminées irrégulièrement (*cellules solitaires*).

Dans la substance blanche on rencontre aussi, assez fréquemment, des cellules nerveuses; ces dernières siègent au milieu des cloisons interfasciculaires au voisinage de la substance grise et peuvent être considérées comme des cellules de cette substance, qui en ont été séparées par les tubes nerveux dans le cours du développement; ce sont les *cellules erratiques*.

Dans les racines rachidiennes postérieures, on connaissait également un amas de cellules formant un renflement sur le trajet de cette racine; c'est *le ganglion spinal*. Les ganglions spinaux sont généralement simples, mais ils peuvent être quelquefois dédoublés. Ainsi G. Rattone et L. Davida ont décrit séparément des ganglions lombaires et sacrés doubles, et même triples dans un cas de Davida. Ces faits rappellent la disposition normale des ganglions spinaux chez le bœuf et chez le cheval; chez ces animaux, en effet, les racines postérieures sont formées de plusieurs faisceaux séparés et chacun de ces faisceaux porte un ganglion.

Depuis Hyrtl, on connaît aussi d'autres ganglions plus petits qu'on rencontre entre les ganglions spinaux et la moelle; ce sont *les ganglia aberrantia* ou *intercalaria* de Hyrtl, qui les a décrits le premier dans les racines postérieures des nerfs cervicaux supérieurs.

Mais dans les racines antérieures on ne connaissait pas de cellules nerveuses.

Cependant, dans ces dernières années, des faits nouveaux sont venus apporter des exceptions à la disposition fondamentale de la répartition des cellules. Ces exceptions intéressent non seulement la moelle, mais aussi les racines rachidiennes. Ce sont ces dernières qui ont de l'intérêt surtout pour nous, parce qu'elles se rapprochent jusqu'à un certain point des faits que nous avons observés.

Nous étudierons d'abord les cas qui intéressent les racines postérieures : ils sont, en effet, moins extraordinaires et plus faciles à comprendre; puis nous examinerons ceux qui se rapportent aux racines antérieures.

I. — Faits nouveaux concernant les racines postérieures. — G. Rattone, en se servant de la méthode de dissociation après le liquide de Müller, a pu trouver des cellules ganglionnaires dans chaque racine postérieure de l'homme, disséminées sur toute la longueur de ces racines; il donne même les chiffres des cellules qu'il a trouvées dans chaque racine; leur nombre varie de 3 à 81. Le nombre de ces cellules, assez considérable dans les racines cervicales, irait en diminuant dans les racines dorsales pour augmenter dans les racines lombaires et sacrées; c'est dans ces dernières qu'il en existerait le plus. Elles ne seraient pas uniformément répandues le long des racines postérieures, mais de plus en plus nombreuses à mesure qu'elles s'approchent du ganglion. Leur volume varie de 18 à 300 μ; elles seraient d'ordinaire bipolaires (1), mais il existerait aussi des cellules à plusieurs prolongements. Les prolongements naissent quelquefois du même côté de la cellule; elles contiennent fréquemment du pigment; elles ont un ou deux noyaux nucléolés et elles sont entourées d'une capsule revêtue d'une seule couche de cellules épithéliales.

Ces cellules, d'après Rattone, constituent un caractère différentiel entre les deux racines antérieure et postérieure. Wagner avait déjà dit que si l'on pouvait appliquer à l'homme ce que l'on avait constaté chez les poissons, c'est-à-dire la présence constante de cellules dans la racine postérieure, on arriverait à trouver la différence anatomique longtemps cherchée entre les fibres sensitives et les fibres motrices.

Rattone n'en dit pas plus long sur la signification ni sur la provenance de ces cellules.

Que représentent ces cellules que cet auteur a rencontrées sur le trajet des racines postérieures? Morphologiquement elles ressemblent aux cellules des ganglions spinaux. Elles possèdent, en effet, comme ces dernières une capsule doublée de noyaux, un ou deux noyaux nucléolés et du pigment; les deux prolongements naissent quelquefois du même côté de la cellule. Il est évident que les dissociations de Rattone devaient être insuffisantes, la méthode qu'il employait étant défectueuse; nous pensons cependant que la description qu'il donne de ces cellules doit correspondre à des cellules ganglionnaires. Du reste le développement vient à l'appui de cette

(1) C'est là un fait très curieux qui mérite confirmation; les cellules des ganglions spinaux, en effet, ne sont bipolaires qu'à l'état embryonnaire chez les mammifères.

manière de voir et nous explique par quelle mécanisme ces cellules ont été séparées du ganglion.

D'après Onodi, qui s'est beaucoup occupé de cette question, les ganglions spinaux sont le produit d'une prolifération cellulaire qui prend son point de départ dans une couche de cellules situées à la partie dorsale du tube médullaire fermé.

Ces cellules se disposent en une crête ganglionnaire, qui est le germe embryonnaire de ces ganglions ; cette crête croît latéralement et atteint en avant les segments primordiaux. Cette crête, primitivement continue, se segmente et ces segments, qui correspondent chacun à un ganglion, se séparent du tube neural ; quant aux racines postérieures, elles émergeraient de la moelle sous la forme de fibres fines sans noyaux.

Ce mode de développement, qui a été suivi par Onodi, nous rendrait bien compte de la présence des cellules ganglionnaires dans les racines postérieures, en dehors du ganglion. En effet, si le développement des ganglions était celui que nous venons de décrire, on pourrait considérer ces cellules comme des débris de la crête ganglionnaire ; celle-ci ne se détacherait pas complètement ; il resterait attenant au tube neural une portion de cette crête dorsale, amincie, qui recouvrirait la portion du tube neural donnant, suivant cette opinion, naissance aux fibres radiculaires postérieures. Or, c'est ce bout dorsal aminci de la crête persistant que nous verrions chez l'adulte apparaître dans les racines postérieures, tantôt comme ganglion erratique, tantôt comme une rangée cellulaire et tantôt à l'état de cellules ganglionnaires nombreuses, disséminées.

Cette explication d'Onodi serait assez séduisante, si elle n'était basée, malheureusement, sur un mode de développement qui ne correspond pas à la réalité des faits. Aujourd'hui, l'opinion de His et surtout de Béard tendent à se généraliser et la plupart des auteurs assignent aux ganglions une origine complètement indépendante du tube neural.

Il est démontré actuellement que le développement du système sensitif se fait avant celui du tube neural ; ce sont là deux systèmes qui peuvent se développer indépendamment ; il existe des faits de tératologie qui prouvent que le développement peut ne porter uniquement que sur le système nerveux sensitif, le système nerveux central faisant complètement défaut (cas d'anencéphalie et d'amyélie).

L'origine des ganglions spinaux est l'ectoderme ; quant aux cellules de ces ganglions, elles peuvent être considérées, surtout depuis les dernières recherches de Lenhossék et de Retzius comme des cellules ectodermiques émigrées et rapprochées de la moelle pendant le développement.

Nous avons vu que Onodi pense, que les racines postérieures ont pour origine des fibres fines sans noyaux qui émergent de la moelle. C'est là encore un point de développement qui n'est pas admis aujourd'hui.

En effet, les racines postérieures sont formées par les prolongements centraux des cellules ganglionnaires qui poussent vers la moelle.

On ne peut donc plus expliquer la présence des cellules dans les racines postérieures par le développement comme l'entendait Onodi ; car, d'un côté, ces cellules ne peuvent plus être considérées comme des débris de la crête ganglionnaire restés appliqués contre le tube neural, puisque cette crête se développe en dehors de ce tube et indépendamment de lui ; d'un autre côté, en supposant même que ces cellules aient l'origine que leur assigne cet auteur, on ne comprend plus comment ces cellules peuvent être arrachées et entraînées par des racines postérieures qui poussent de la périphérie au centre. Je crois préférable l'explication très ingénieuse que donne Lenhossék à ce sujet. Voici l'opinion que cet auteur a émise sur des cellules analogues qu'il a trouvées dans les racines postérieures de la grenouille :

Chez la grenouille, ainsi que chez les vertébrés supérieurs, dans les dernières phases du développement, la moelle ne suit plus l'accroissement de la colonne vertébrale ; à cette époque, cette dernière s'accroît beaucoup plus rapidement. Il s'ensuit que les ganglions spinaux étant fixés aux parois des trous de conjugaison ne peuvent plus abandonner leur place, et par conséquent ils sont soumis à des tiraillements assez forts par l'intermédiaire de leurs racines fortement tendues : d'où l'arrachement de quelques cellules ganglionnaires qui, par ce fait, se trouvent placées au milieu des fibres des racines postérieures.

II. — Faits nouveaux concernant les racines antérieures. — Dès 1878, Freud a trouvé dans quelques racines antérieures de la région postérieure de la moelle, chez le pétromyzon, de petites cellules ganglionnaires bien développées entre les fibres nerveuses, au point où celles-ci se divisent en une branche dorsale et en une branche ventrale. Schäfer aurait souvent observé des cellules nerveuses, chez le chat, dans les racines antérieures lombaires et sacrées. Elles siégeraient à la partie périphérique des racines antérieures près des ganglions spinaux. Cet auteur considère ces cellules comme provenant de ces ganglions ; il ne les a jamais vues dans les racines antérieures de l'homme, du chien, de la souris, ni du lapin.

Rattone, qui a toujours rencontré des cellules dans chaque racine postérieure de l'homme, n'en a jamais observé dans les racines antérieures.

Onodi a trouvé sur quelques coupes d'un scyllium de 25 millim. dans les racines antérieures, près du tube neural, un petit ganglion dont les cellules, de la dimension de 48 μ, étaient rondes, plus fortement colorées et placées les unes à côté des autres. Onodi, en commentant ces faits, s'appuie sur ses recherches embryologiques pour pouvoir dire avec certitude qu'ils doivent être rangés dans la catégorie des anomalies morphologiques. Normalement, les cellules ganglionnaires n'ont de rapport qu'avec les racines postérieures.

Hoche, le premier (février 1891), a décrit, chez l'homme, des cellules, qui sembleraient exister normalement, puisqu'il les a rencontrées cinq fois sur six. Ces cellules siégeraient au-dessous du renflement lombaire jusqu'au cône terminal, entre les fibres émergentes des racines antérieures au point où celles-ci traversent la pie-mère périphérique de la moelle spinale, au milieu de ses lamelles et quelquefois même en dehors de celles-ci, dans les faisceaux radiculaires formés et déjà descendants.

Le nombre de ces cellules est variable ; on ne les rencontre pas sur toutes les coupes ; on peut en observer de une à cinq sur la même coupe ; elles se trouvent toujours et seulement dans les points où les fibres émergent de la moelle ; c'est donc sur cette ligne courbe d'où émergent les racines antérieures qu'il faut les chercher. Ces cellules sont grosses, ovoïdes, quelquefois plus volumineuses que les grandes cellules des cornes antérieures, avec un noyau excentrique et un nucléole. Elles contiennent aussi du pigment. Elles sont unipolaires et entourées d'une mince capsule avec des noyaux. Hoche constate que ces cellules ne peuvent pas, au premier abord, être rapprochées des cellules des cornes antérieures. En effet, elles sont toutes différentes ; puis dans les coupes, il n'en a jamais vu dans la substance blanche elle-même. On ne peut donc, il semble, les considérer comme des cellules émigrées des cornes antérieures. Cet auteur ne croit pas cependant que ces cellules puissent provenir du ganglion spinal, le développement ne pouvant expliquer la présence constante de ces cellules.

Hoche conclut que ces cellules doivent forcément provenir des cornes antérieures malgré les différences qu'elles présentent avec les cellules de cette région. Il pense qu'à l'origine elles appartiendraient aux groupes des cellules des cornes antérieures et que plus tard elles en seraient séparées par la substance blanche qui se développe plus tardivement. Pour expliquer le fait que ces cellules sont unipolaires, contrairement aux cellules des cornes antérieures qui sont multipolaires, il soutient que la séparation a été faite à une époque où ces cellules ne possédaient qu'un prolongement cylindre-axile et n'étaient pas encore devenues multipolaires. Hoche ne nous explique pas cependant l'existence de la capsule autour de ces cellules qu'on ne rencontre jamais dans les cornes antérieures. Je ne peux malheureusement pas m'étendre sur le travail de M. Hoche, dont je n'ai pu avoir l'original entre les mains.

Kölliker, en 1894, a observé également des cellules ganglionnaires dans les racines antérieures des nerfs rachidiens du chat. Le siège de ces cellules est le même que celui décrit par Schäfer, c'est-à-dire qu'on les trouve dans le bout distal de la racine antérieure, au point où celle-ci arrive au niveau du ganglion spinal. C'est là un siège tout différent de celui décrit par Hoche chez l'homme; en effet, Kölliker remarque que les cellules de Hoche se trouvent rarement dans le commencement des racines motrices, rarement aussi dans la substance blanche de la moelle, mais elles existent fréquemment au milieu des lamelles et des fibres qui partent de la pie-mère pour entrer dans les racines antérieures. Les cellules de v. Kölliker ressemblent aussi à celles des ganglions spinaux; elles possèdent une capsule doublée de noyaux. Ces cellules, dit cet auteur, ne peuvent pas provenir des cornes antérieures, comme Hoche tend à l'admettre, puisqu'elles sont toutes différentes; les cellules des cornes antérieures, en effet, ne possèdent pas de capsule. V. Kölliker, par conséquent, penserait plutôt qu'elles proviennent de la prolifération des germes des ganglions spinaux, ou bien qu'il s'agirait là de cellules qu'on pourrait considérer comme des ganglions erratiques du sympathique. Mais pour vérifier cette dernière hypothèse il aurait fallu prouver que ces cellules sont multipolaires, comme les cellules du sympathique, ce qui malheureusement n'a pas encore été fait.

Tanzi enfin, a trouvé dernièrement, chez le chat aussi, des cellules dans les racines antérieures de la région lombaire de la moelle; il dit que ces cellules, qu'il a eu l'occasion de bien étudier, ressemblent beaucoup à celles des ganglions spinaux.

Comment pouvons-nous expliquer la présence de ces cellules ganglionnaires au milieu des racines antérieures?

Ici encore, c'est le développement qui va nous donner la clef de ce fait anormal, ou considéré comme tel. Onodi, en s'appuyant sur ses recherches embryologiques, soutient avec certitude que le développement normal des racines antérieures n'est pas en état de nous expliquer la provenance des cellules qui s'y trouvent; il se voit donc obligé de ranger ce fait dans la catégorie des anomalies morphologiques. A l'état normal les racines antérieures ne se trouvent à aucun moment du développement en rapport avec les éléments des ganglions spinaux. Cependant l'auteur décrit plusieurs observations personnelles qui sont des exceptions à cette règle.

Dans quelques coupes transversales d'un embryon de truite,

ayant 30 millim. de longueur, il a observé qu'un faisceau radiculaire antérieur, destiné à la branche dorsale, se dirigeait obliquement en arrière et traversait le ganglion spinal. Chez un embryon de poulet, de cinq jours et 18 heures d'incubation, il a constaté le fait suivant : à côté du point d'où émergent normalement les racines antérieures, un faisceau formé par des fibres fines sortait de la partie antéro-latérale de la moelle; c'était là un faisceau radiculaire antérieur anormal. Mais dans une coupe suivante, on voyait ce faisceau traverser obliquement le ganglion. Malheureusement l'auteur n'a pu le suivre plus loin; il pense cependant que ce faisceau allait constituer une partie des fibres motrices de la branche dorsale. En tous cas, ce qui était très net, c'était de voir que ce faisceau en traversant le ganglion le divisait en deux parties, la partie inférieure paraissant indépendante. Sur d'autres coupes, du même embryon, on voyait un autre faisceau radiculaire antérieur partant également de la face antéro-latérale de la moelle et qui allait se réunir directement à la partie moyenne du ganglion. A ce niveau il existait un amas de cellules ganglionnaires petites et rondes. Chez un embryon de cochon d'Inde de 20 millim. la racine antérieure étranglait le bout distal du ganglion de telle façon que le bout étranglé se trouvait sur le côté interne de la racine antérieure.

Ces observations embryologiques très intéressantes prouvent jusqu'à l'évidence que, si normalement les racines antérieures ne se trouvent jamais en rapport avec les ganglions, il existe des anomalies montrant le contraire. Et par conséquent, on peut de cette façon comprendre comment les cellules ganglionnaires peuvent arriver à un moment donné jusque dans les racines antérieures.

Onodi n'insiste pas sur la fréquence de ces anomalies; cependant il faut croire qu'elles ne sont pas si rares, puisque nous en connaissons déjà un certain nombre et que lui-même en donne quelques exemples.

Rosin a observé dans un cas, dans la région dorsale supérieure de la moelle, entre la deuxième et la troisième racine dorsale, le fait suivant : il existait à ce niveau, dans la région antérieure de la moelle, de deux côtés, à la limite des cordons antéro-latéraux, une cloison très épaisse, qui envoyait un prolongement vers la substance blanche, dans la région d'où émergent les fibres radiculaires antérieures. Ces épais prolongements provenaient de la pie-mère et présentaient la structure névroglique de la substance grise. C'est dans ces prolongements que Rosin a constaté la présence de grosses cellules, rondes ou ovoïdes, plus rarement angulaires remplies en partie de granulations jaunes et possédant un noyau nucléolé. Ces cellules ne se retrouvent pas dans toutes les coupes, et leur nombre sur la même coupe varie entre une et cinq de chaque côté. On peut suivre ces prolongements jusqu'à la région inférieure de la moelle dorsale; mais les cellules font à ce niveau complètemeat défaut et ne se rencontrent que dans la région indiquée plus haut. L'auteur n'émet aucune opinion sur les rapports qui pourraient exister entre les fibres radiculaires antérieures et ces cellules. Ces cellules diffèrent, en somme, de celles qu'on a observées depuis longtemps dans la substance blanche, par ce fait qu'elles sont entourées de substance grise, tandis que les cellules aberrantes de la substance blanche sont disséminées entre les fibres nerveuses. Cette constatation anormale peut être considérée comme une hétérotopie de la substance grise ; il s'agirait ici, d'après l'auteur, de séparation des cellules ganglionnaires des cornes antérieures par la substance blanche dont le développement est plus tardif. Il serait possible aussi que ces cellules aient émigré à l'état jeune. Rosin n'hésite pas cependant à comparer ces cellules à celles de Hoche; et pourtant il existe des différences sensibles entre les cellules décrites par ces deux auteurs. En effet, celles de Rosin sont placées au milieu d'un épais tissu névroglique et non pas à la périphérie de la moelle, mais dans son intérieur; de plus ces cellules sont souvent angulaires et ne possèdent jamais de capsules.

Par conséquent, le cas de M. Rosin ne peut avoir aucun rapport avec les cas publiés plus haut. Tandis que, pour nous, les cellules de Hoche sont de véritables cellules ganglionnaires, celles de Rosin sont des cellules médullaires et l'observation de cet auteur rentrerait plutôt dans les cas d'hétérotopie de la substance grise de la moelle; c'est du reste sous ce titre qu'il publie le fait qu'il a observé.

Depuis A. Pick, qui, le premier, a décrit une anomalie de la substance grise dans la moelle, on entend par ce mot d'hétérotopie l'existence dans une région d'éléments qui ne s'y trouvent pas normalement par suite d'un vice de développement.

Kronthal, en 1892, relève 19 cas d'hétérotopies de la moelle bien étudiés et cite leurs auteurs: Kronthal, Jacobsohn, Brasch, Chiari, Feist, Campbell, Howard Tooth et Turner.

Kronthal dans ce travail, fait au laboratoire du professeur Mendel, fait remarquer que, sur ces 19 cas, 4 ont été observés dans ce laboratoire. Cette fréquence ne serait pas due au hasard, mais à la manière de travailler. En effet, comment examine-t-on la moelle ailleurs? On prend, dit-il, 2-3 petits fragments de 1/2 à 1 centim. dans les quatre régions cervicale, dorsale, lombaire et sacrée, on les coupe, on les colore, on les examine et c'est tout. Or, ce n'est pas suffisant; car des hétérotopies qui n'ont quelquefois que quelques centimètres de hauteur peuvent passer inaperçues. Kronthal décrit la manière de travailler au laboratoire du professeur Mendel; on y coupe toute la moelle, ainsi que le bulbe, en série et l'on examine chaque coupe ; car, dit-il, chaque coupe contient des éléments qui ont une signification différente de ceux que possèdent les coupes précédente ou suivante.

Nous ne pouvons que louer cette pratique admirable, mais nous devons reconnaître qu'elle est par trop longue et fastidieuse ; et je ne pense pas que Kronthal exagère en disant, qu'il n'y a qu'au laboratoire de M. Mendel que l'on coupe toutes les moelles d'un bout à l'autre et que l'on examine toutes leurs coupes (1).

De ces cas d'hétérotopie connus, Kronthal veut aussi tirer quelques conclusions pour la pathologie de la moelle. Comme il a remarqué que la plupart de ces cas appartenaient à des moelles malades, il en a conclu, après Pick, que ce vice de conformation de la moelle était une cause prédisposant à la maladie, que c'était là un *locus minoris resistentiæ*.

Pour ce qui concerne le fait que les hétérotopies ont été constatées surtout dans des moelles malades, je ferai remarquer que je ne vois rien là d'extraordinaire ; d'habitude, on ne coupe les moelles que quand on présume qu'elles sont malades, ou quand on croit à l'autopsie qu'elles peuvent présenter un intérêt quelconque.

En supposant même que cet auteur ait l'habitude de couper toutes les moelles indistinctement, dans un service non spécial des maladies nerveuses, sa statistique serait encore erronée ; car il n'y fait entrer que quatre cas provenant du laboratoire de M. Mendel ; les autres ont une origine différente. Or, quelles maladies présentaient les sujets de la statistique de M. Kronthal ? Sur quinze cas (il en élimine quatre pour différentes raisons), il y en a onze

(1) Nous estimons que cela correspond à peu près à 25,000 coupes pour une moelle !

qui sont manifestement nerveux (myélites, tabes, paralysie, etc.) et quatre présentant d'autres lésions (saturnisme, tuberculose, syphilis, pneumonie).

Qu'y a-t-il donc d'étonnant à ce qu'on ait rencontré l'hétérotopie surtout dans les moelles malades? Peut-on prétendre que les moelles normales ne sont pas atteintes de ce vice de conformation? Évidemment, non, puisque les moelles normales sont rarement coupées et examinées, de l'aveu même de Kronthal.

Quant à cette conclusion que l'hétérotopie serait une cause prédisposant aux maladies de la moelle, je l'admets volontiers pour les cas d'hétérotopie vraie, qui malheureusement sont rares ; mais pour la plupart des cas publiés nous dirons, avec J. Collins, en renversant la formule de Kronthal, que c'est la maladie de la moelle qui prédispose à l'hétérotopie.

Les faits en étaient là lorsque Ira Van Gieson, dans un travail très remarquable, nous fit voir l'hétérotopie sous son vrai jour et fit entrer cette question dans une autre phase. Cet auteur consciencieux a rassemblé, pendant ces quinze dernières années, plus de cent moelles soi-disant normales ou pathologiques, qui ont été enlevées de la façon habituelle ; dans un autre groupe, il a réuni les moelles maltraitées à dessein par lui, de différentes façons, pendant l'autopsie. Les altérations qu'il a pu ainsi provoquer ont consisté surtout en déplacements et disjonctions de la substance grise et blanche ; les figures qu'il en a obtenues ressemblaient beaucoup aux cas publiés d'hétérotopie de la moelle. Cet auteur est arrivé même à produire par cette voie expérimentale des dédoublements plus ou moins complets de la moelle.

A cette époque le nombre des cas d'hétérotopie connus était de trente-deux. M. Van Gieson, dans une critique serrée, élimine avec plus ou moins de certitude vingt-cinq de ces cas comme étant des produits artificiels d'autopsie.

Il ne faut pas trop s'étonner qu'on les ait méconnus ; si, en général, on peut distinguer facilement les altérations artificielles, il est des cas où le déplacement de quelques fibres ou de quelques cellules sans signes extérieurs est tellement parfait, qu'il devient difficile de se prononcer sans un examen très minutieux.

J. Collins rapporte un cas d'hétérotopie de la moelle produite artificiellement. D'après cet auteur, la raison qui fait que l'on rencontre l'hétérotopie surtout dans les moelles malades, c'est que celles-ci sont; du fait de la maladie, moins résistantes aux traumatismes subis pendant l'autopsie.

CHAPITRE IV

Discussion sur la nature, l'origine, la signification et le rôle des cellules des racines antérieures sacrées.

I. Nature de ces cellules. — Les faits que nous avons examinés nous montrent l'existence de cellules interposées aux fibres des racines antérieures sacrées. Nos propres recherches nous portent à croire que cette disposition est, sinon constante, du moins fréquente et il est probable qu'on pourra la retrouver maintenant plus facilement, depuis que l'attention est attirée sur ces faits nouveaux. L'examen des cellules sur des coupes nous montre distinctement leur capsule doublée de ses noyaux, les dissociations nous mettent en évidence leur prolongement unique entouré d'une gaine épaisse de myéline, par conséquent nous pouvons affirmer que tout au moins une bonne partie de ces éléments sont des cellules ganglionnaires de même nature que celles du ganglion spinal ; qu'elles possèdent par suite une fibre unique se divisant en deux prolongements.

Nous ne prétendons pas vouloir dire par là, que toutes ces cellules n'appartiennent qu'à cette catégorie et que les cellules ganglionnaires sympathiques fassent parmi elles complètement défaut. Nous ne sommes pas en droit de le faire, d'abord parce que dans les cas publiés par Schaefer, Onodi, Hoche, Koelliker et Tanzi, nous sommes forcés de nous en rapporter uniquement à la description des cellules, parfois incomplète, qu'en donnent ces auteurs ; en second lieu, parce que dans nos propres cas le nombre des cellules que nous avons pu obtenir par dissociation était trop minime. Enfin nous rappellerons que, sur certaines coupes, on aperçoit les cellules à la périphérie de la racine antérieure du côté opposé au ganglion formant un petit groupe isolé dans lequel il a été difficile de voir des fibres à myéline ; cette disposition pourrait à la rigueur être considérée comme en faveur de la nature sympathique de certaines de ces cellules.

II. — Origine. — D'où viennent ces cellules ? Évidemment, si elles sont de nature ganglionnaire, on peut se les représenter comme ayant la même origine que les cellules du ganglion spinal. Il y a toutes les chances possibles qu'elles soient tout simplement des cellules erratiques de ce ganglion.

En effet, comme nous l'avons vu, on a constaté dans plusieurs cas dès les premiers jours du développement, qu'un faisceau de la racine motrice traversait le ganglion et pouvait en étrangler une portion.

Par conséquent, ces cellules peuvent être considérées comme des éléments du groupe ganglionnaire, séparés dans le cours du développement histogénique.

III. — Signification et rôle de ces cellules. — L'examen de ces cellules, dans les cas que nous avons observés, nous a montré qu'elles peuvent être fort nombreuses, puisque, dans un cas, nous avons pu en compter jusqu'à 800.

Leur dimension, l'état de leur capsule, l'état de leur protoplasma, et la manière dont se comportent leurs noyaux vis-à-vis des réactifs colorants nous les montre semblables aux cellules du ganglion. Ce ne sont donc pas des éléments atrophiés ; et si c'est par une anomalie du développement qu'ils siègent en ce point, tout nous permet de supposer qu'il s'agit là d'éléments parfaitement vivants et jouant un rôle physiologique.

Le seul fait de l'existence des cellules ganglionnaires dans la racine antérieure ne nous permettrait pas d'avoir la moindre idée sur ce rôle physiologique. En effet, c'est la connaissance du trajet des deux prolongements de la fibre en T qui seule pourrait permettre d'éclairer cette question.

Mais, comme nous ne sommes pas arrivé à suivre ces fibres, nous sommes réduit ici à des hypothèses. *A priori*, plusieurs hypothèses sont possibles sur le trajet de ces prolongements :

a) On peut supposer qu'un des prolongements va dans le nerf périphérique, et que l'autre va gagner la moelle en suivant la racine antérieure.

b) Dans une deuxième hypothèse, le prolongement périphérique aurait la même direction que précédemment, mais le prolongement central, revenant sur lui-même, gagnerait la moelle par la racine postérieure.

c) Une troisième hypothèse consisterait à admettre que l'un des prolongements, celui qui correspond au prolongement central des cellules du ganglion, gagnerait la moelle par la racine postérieure, et l'autre, passant pas la racine antérieure, continuerait son trajet dans la moelle (1).

Bien qu'à l'heure actuelle l'état de nos connaissances sur ce sujet puisse nous permettre seulement des suppositions, que des

(1) Les autres dispositions possibles sont les suivantes : 1) les deux prolongements vont à la périphérie ; 2) les deux prolongements se dirigent par la racine antérieure vers la moelle. Mais ces dispositions doivent être éliminées, étant donné que nous avons admis que ces cellules sont de même nature que celles du ganglion spinal.

expériences ultérieures réussiraient peut-être à démontrer, il existe cependant des faits de physiologie, d'anatomie descriptive et de pathologie expérimentale qui nous semblent, jusqu'à un certain point, en faveur de la troisième hypothèse.

1) Magendie avait vu qu'à la suite de la section de la racine antérieure, l'excitation du bout périphérique produisait une certaine réaction douloureuse, tandis que l'excitation du bout central n'en produisait pas. Après la section préalable de la racine postérieure, l'excitation du bout périphérique de la racine antérieure ne produisait plus de douleur. Magendie en avait conclu que la sensibilité des racines antérieures leur venait des racines postérieures, c'était une *sensibilité récurrente.* La physiologie permettait ainsi d'admettre, parmi les fibres périphériques émanées du ganglion, un certain nombre de filets remontant dans la racine antérieure.

2) Arloing et Tripier ont montré, par leurs expériences sur le membre thoracique du chien, qu'après la section d'un nerf cutané de la main, l'excitation du bout périphérique produisait de la douleur aussi bien que l'excitation du bout central. Cette sensibilité du bout périphérique s'expliquait par une disposition anatomique spéciale : en effet, ces auteurs ont montré que les nerfs collatéraux des doigts, peu de temps avant leur terminaison dans la peau, donnaient aux nerfs voisins un certain nombre de leurs fibres qui se réfléchissent sur elles-mêmes en suivant un trajet récurrent. Par conséquent, l'excitation du bout périphérique d'un nerf collatéral sectionné rencontre un certain nombre de filets encore en relation avec la moelle et dans lesquels le courant nerveux est centripète. La sensibilité du bout périphérique était ainsi une véritable sensibilité récurrente, semblable à celle que Magendie avait vue pour les racines antérieures. L'exa-

men des nerfs sectionnés de cette façon a montré dans le bout périphérique la présence d'un certain nombre de fibres restées saines et dans le bout central l'existence d'un certain nombre de fibres dégénérées. Ces faits étaient un sérieux appui à la démonstration de ces filets récurrents et confirmaient en même temps la loi de Waller.

3) Fromont, au cours de minutieuses dissections des origines du plexus brachial, a vu, deux fois, un filet en forme d'anse anastomotique réunissant la racine antérieure à la racine postérieure et ne donnant pas de branches. On ne peut s'empêcher de rapprocher, comme le fait l'auteur, ces anses anastomotiques des fibres récurrentes admises pour la première fois par Magendie.

Ces observations de Fromont nous paraissent dignes d'être relatées. Les dissections ont été faites sur les cadavres de deux adultes vigoureux qui ne présentaient pas d'anomalies musculaires.

« Obs. I. — L'anastomose a un millimètre de diamètre; elle part de la racine externe du médian à 5 centim. de la réunion en un tronc unique, se dirige en et en basdedans en passant devant l'humérale, puis remonte franchement et regagne la racine interne ayant décrit une anse à concavité supérieure. A sa terminaison dans laacine rinterne, l'anastomose est bifurquée et se comporte différemment pour les deux filets. Le filet inférieur descend dans la racine interne vers l'extrémité du membre ; le supérieur, au contraire, se recourbe très nettement vers l'origine de cette racine dans laquelle il peut être suivi pendant 3 centim. du côté des centres.

Obs. II. — L'anastomose unique est un peu plus volumineuse que la précédente. Elle part de la racine externe du médian à 6 centim. au-dessus de la réunion des racines, se dirige verticalement en bas et, décrivant une anse à concavité supérieure, va se jeter dans la racine interne au même niveau. Des deux côtés en dissociant légèrement le névrilème, on peut constater que les fibres nerveuses remontent vers le plexus brachial » (Fromont).

4) Dans ces dernières années, la constance de la loi émise par Waller a été fortement attaquée. Un certain nombre d'auteurs trouvant, à la suite de la section ou de l'arrachement d'un nerf, des lésions dans le bout central, en ont conclu que celui-ci dégénérait aussi, comme le bout périphérique. L'histoire de ces expériences a été parfaitement exposée par Babinski dans son remarquable travail sur les névrites. Cet auteur, après avoir exposé les faits, cherche à les expliquer. Babinski, élève de Ranvier, se rattache à la loi de Waller et, sans rejeter des constatations faites par des auteurs fort compétents et très dignes de foi, cherche à interpréter ces faits en conservant à la loi de Waller toute sa constance. Il fait remarquer, avec raison, que, dans la plupart des cas, les expérimentateurs se sont mis dans des conditions différant notablement d'une simple section. Ce sont le plus souvent des arrachements faits sur des animaux jeunes, des sections des nerfs tout près de leur origine, à côté desquels il faut placer les faits où l'on ne s'est pas mis complètement à l'abri de l'infection de la plaie et où celle-ci a pu causer la lésion du bout central.

Cependant il restait quelques faits qu'il était difficile d'expliquer en admettant l'intégrité de la loi de Waller. Nous pensons que ces faits, publiés par différents auteurs, peuvent s'interpréter d'une façon qui assurerait à la loi de Waller son intégrité.

Quelques explications sont nécessaires.

Nous avons vu que les cellules ganglionnaires étaient intercalées dans les racines antérieures, dès les premiers jours du développement, c'est-à-dire à un moment où elles n'avaient pas encore de prolongements tout au moins appréciables et ont pu être englobées en même temps que leurs corps protoplasmiques. Nous croyons que ces cellules poussent deux prolongements, comme les cellules du ganglion dont elles ont été détachées. Le prolongement central irait à la moelle, dans laquelle il poursuivrait sa direction ascendante, pendant un certain temps au moins. Le prolongement périphérique après un trajet plus ou moins long reviendrait sur lui-même et irait contribuer à former la racine postérieure avec laquelle il pénétrerait dans les cordons postérieurs. Le changement de direction de ce prolongement pourrait se faire ou bien immédiatement, c'est-à-dire au niveau et même au-dessus du ganglion, ou bien beaucoup plus loin, à la périphérie, en un point quelconque du trajet du nerf mixte. Il est bien entendu que pour ces cellules les termes de périphérique et de central sont pris dans une acception un peu spéciale, puisque c'est le bout que l'on peut considérer comme central qui s'en va à la périphérie.

L'existence de fibres récurrentes étant admise par nous, voyons comment elles se comporteront après la section d'un nerf mixte, du sciatique par exemple.

Le schéma dessine cette disposition telle que nous la comprenons.

Supposons que la section se fasse sur le nerf, loin du ganglion, suivant *a b*. Le bout périphérique étant séparé de son centre trophique, doit dégénérer aussi bien dans ses fibres du nerf mixte que dans ses fibres récurrents qui, elles aussi, sont séparées de leur centre (*g*). Voyons maintenant comment les choses se passeront dans le bout central. Le nerf mixte ne dégénérera pas, les fibres récurrentes ne dégénéreront pas dans leur partie descendante (côté a) mais elles dégénéreront dans leur partie ascendante jusque dans la racine postérieure et jusque dans la moelle (côté *b*). Nous aurions ainsi des fibres dégénérées dans le bout central, c'est-à-dire une dégénérescence rétrograde par la loi wallérienne.

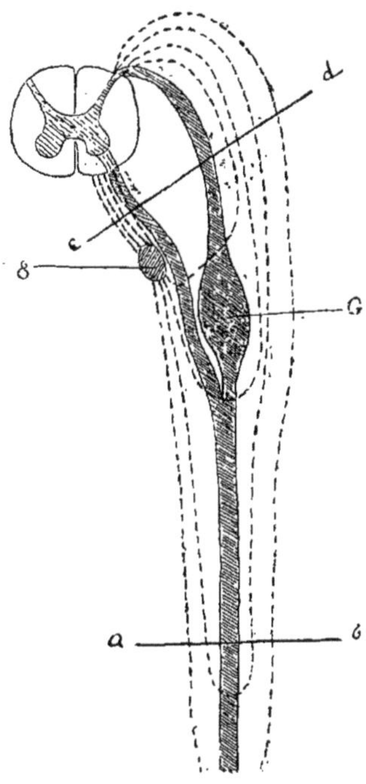

Fig. 15. — Schéma représentant le parcours de 4 fibres récurrentes suivant notre hypothèse. Pour la clarté de la figure ces fibres ont été représentées en dehors des racines et du nerf mixte.

G. Ganglion spinal. — *g*. Ganglion récurrent.

Si l'on fait la section plus haut, il est facile de comprendre que les fibres dégénérées du bout central seront plus nombreuses.

Supposons que la section passe par *cd*. et intéresse les deux racines tout près de la moelle, le bout central de la racine postérieure sera dégénéré dans toute son épaisseur, son bout périphérique sera indemne ; quant à la racine antérieure, son bout central aura toutes ses fibres récurrentes dégénérées et toutes ses fibres motrices saines, tandis que pour son bout périphérique ce sera l'inverse.

On comprend l'intérêt que peut présenter cette hypothèse au point de vue des expériences variées qu'elle suggère et que nous avons l'intention de répéter.

Pour le moment, il suffira de tirer partie des résultats obtenus par d'autres expérimentateurs et dans un autre but. Or, je puis le dire par avance, presque tous ces résultats concordent avec cette hypothèse.

Nous empruntons au travail de M. Babinski l'exposé de ces faits.

1) « Hayem, après une série d'expériences, est arrivé à cette opinion que des lésions du sciatique, chez le lapin, pouvaient être suivies d'altération, dans le bout central du nerf et dans la moelle. Cet auteur a observé, à la suite de l'arrachement du sciatique, une myélite cicatricielle dont le siège correspond au trajet des racines postérieures à travers les faisceaux postérieurs... Les cellules des cornes antérieures subissent une atrophie. D'après cet auteur, la simple section du sciatique peut être suivie d'effets semblables.

2) « Erlitzky a amputé des membres d'une part à des chiens adultes, et d'autre part à des chiens de deux semaines. Plusieurs de ces animaux ne succombèrent que deux ans après l'opération. La moelle des chiens adultes ne présentait aucune modification. Chez les autres, au contraire, Erlitzky constata des altérations spinales très nettes, consistant en une diminution du calibre des racines postérieures, du cordon postérieur et de la corne postérieure, ainsi qu'en une diminution du nombre et du volume de quelques cellules de la corne antérieure correspondante ; les *racines antérieures*

étaient, au contraire, *normales*. Il s'agirait là, d'après Erlitzky, d'une atrophie simple des *éléments* nerveux.

3) « Homén pratiqua plusieurs expériences du même genre sur des animaux adultes et nouveau-nés. Les altérations spinales sont, d'après cet auteur, analogues dans les deux ordres de cas, mais chez les nouveau-nés elles sont *bien plus* prononcées et se développent bien plus rapidement ; il existe une atrophie du cordon postérieur, des cornes postérieure et antérieure et de la colonne de Clarke ; cette atrophie occupe principalement la région correspondant au membre amputé, mais elle peut se propager plus ou moins loin ; c'est dans le cordon postérieur et dans la corne postérieure que cette atrophie est le plus accentuée. Les nerfs sont généralement plus grêles du côté de l'amputation que du côté sain ; la gaine de myéline de certaines fibres ne se colore pas avec l'hématoxyline de Weigert... *Ce sont les fibres sensitives qui sont principalement altérées*, d'après Homén, dont l'opinion se rapproche ainsi de celle d'Erlitzky, Friedländer et Krause d'après laquelle *les fibres sensitives sont exclusivement atteintes*...

Pour Homén, les altérations de la moelle et de ses racines sont dues à un processus d'atrophie simple tout à fait distinct du processus de la dégénération secondaire. Dans le nerf il n'est est pas de même ; il s'agit d'une atrophie simple combinée avec un processus dégénératif caractérisé par une multiplication des noyaux de la gaine de Schwann, une modification de la gaine de myéline et du cylindre-axe pouvant aboutir à une destruction de ces éléments ; ce processus a beaucoup d'analogie avec celui de la dégénération wallérienne, sans y être toutefois identique.

4) « Voici, d'après Mayser, les lésions qu'on observe dans la moelle à la suite de l'arrachement du sciatique, quand on se place dans les conditions spécifiées par Gudden : la substance grise de la corne postérieure s'atrophie, la corne antérieure perd ses saillies et ses angles et ne contient que peu de grandes cellules ; le cordon postérieur est notablement réduit de volume... *La section transversale du sciatique provoque des altérations spinales du même ordre, mais d'une bien moindre intensité.*

5) « Forel tire de ses expériences sur le nerf facial la conclusion suivante : *que les lésions centrales qui se développent à la suite de la section d'un nerf sont d'autant plus intenses que le siège de la solution de continuité est plus rapproché du centre.* »

6) Les expériences pratiquées par Darkschewitsch sur des cobayes consistaient soit en ligatures du sciatique, au bout supérieur du fémur, soit en résections d'un gros fragment de ce nerf. Les animaux étaient tués au bout de six semaines et la moelle était examinée par la méthode de Marchi. Ce que l'on voyait bien sur des coupes transversales, c'était la présence de boules noires, caractéristiques de la dégénérescence dans plusieurs fibres de la racine postérieure du côté opéré. Ces fibres dégénérées pouvaient être suivies à l'intérieur de la moelle. Mais cette auteur fait remarquer qu'une grande partie des fibres radiculaires postérieures présentaient un aspect normal. La dégénérescence que présentaient les racines et les cornes antérieures était d'une intensité inégale sur les différentes coupes, en tous cas la substance grise présentait des modifications à peine appréciables. L'examen du sciatique au-dessus de la section n'est pas mentionné.

Il ressort clairement des expériences que nous venons de rapporter dans les dégénérescences expérimentales du bout central :

1° Que le nombre des fibres dégénérées est relativement petit par rapport aux fibres conservées ;

2° Que plus la section est élevée (arrachement par exemple), plus le nombre des fibres dégénérées est considérable ;

3° Que cette dégénérescence atteint, d'après les auteurs, toujours les fibres sensitives du bout central.

Or ces faits s'expliquent parfaitement avec notre hypothèse.

De plus, certains faits anatomo-cliniques pourraient peut-être s'interpréter facilement avec notre manière de voir. Dans certains cas, la dégénérescence rétrograde trouvée dans la moelle pourrait, sous toutes réserves, être attribuée à la dégénérescence wallérienne de ces fibres récurrentes.

Nous n'avons pas la prétention de vouloir donner une interprétation nouvelle à des faits jusqu'à présent aussi difficiles et aussi discutés, mais il nous a semblé bon de pousser jusque dans ses dernières conséquences le simple fait que nous avons apporté. Nous ne nous faisons aucune illusion sur la valeur tout hypothétique du rôle que nous avons attribué aux cellules des racines antérieures.

Des expériences minutieuses et longues pourront seules, dans quelque temps, nous en donner la démonstration.

CONCLUSIONS

I. — Il existe dans les racines antérieures sacrées de l'homme des cellules nerveuses.

II. — Ce fait, qui n'avait jamais été signalé chez l'homme jusqu'à présent, est peut-être plus fréquent qu'on ne pourrait le croire au premier abord.

III. — La plupart de ces cellules dont la nature, dans quelques cas où on les avait observées chez des animaux, n'avait pu être encore éclairée, sont de véritables cellules ganglionnaires.

IV. — Elles ont la même valeur morphologique que les cellules du ganglion spinal. Leur existence pourrait expliquer la sensibilité récurrente.

V. — Il existerait ainsi, chez l'homme, des fibres sensitives, qui ne font que traverser le ganglion sans avoir de rapports avec les cellules de ce ganglion spinal.

VI. — La présence de ces cellules pourrait peut-être contribuer à expliquer quelques faits de « dégénérescence rétrograde ».

VII. — En tous cas, il serait bon, à l'avenir, d'examiner les racines antérieures à ce point de vue, dans les expériences ou dans les faits cliniques, qui semblent contredire la loi de Waller.

BIBLIOGRAPHIE

Arloing et **Tripier**. — Rech. sur la sens. d. téguments et d. nerfs de la main. *Arch. de physiol.*, 1869, p. 33-60, 307-321.

R. Arndt. — Untersuch. ueb. d. Ganglienkœrp. der Spinalg. *Arch. f. mikr. Anat.*, Bd., IX, 1875.

J. Arnold. — Ueb. d. fein. histol. Verhaeltn. d. Gangl. in d. Symp. d. Frosch. *Virch. Arch.*, Bd. 32.

Axmann. — *Beitr. z. mikr. Anat. u. Physiol. des Gangliennervensyst. des Mensch.*, etc. Berlin, 1853.

J. Babinski. — Des névrites. *Traité de méd* , t. IV, p. 662.

L. Beale. — *Philosoph. Transactions*, 1863, vol. CLIII, P. II, p. 544.

J. Beard. — A contrib. to the morph. and develop. of the nerv. syst. of vert. *Anat. Anz.*, 1888.

W. Bechterew u. **P. Rosenbach**. — Ueb. d. Bedeut. d. Intervertebralg. *Neurol. Centralbl.*, 1884, n° 12.

J. Béclard. — *Traité de physiol.*, 1884, t. II, p. 404-414.

Ch. Bell. — *Idea of a new anatomy of the brain.* London, 1811.

Cl. Bernard. — *Leçons sur la physiol. et la pathol. du syst. nerv.*, t. I, p. 25.

F. Bidder. — *Arch. f. Anat. u. Phys. Anat.* Abth., 1869, p. 472.

B. Bocci. — Contribution à la loi de Bell, etc. *Arch. ital. de biol.*, XXII, p. 61-63.

Brasch. — *Neurol. Centralbl.*, 1891, p. 489.

Bregmann. — Ueber experim. aufst. Degener. motor, u. sens. Hirnnerv. *Jahrb. f. Psych.*, 1892.

Brown-Séquard. — *Journal de la physiol.*, 1858, t. I, p. 180.

R. Bucchholtz. — *Arch. f. Physiol.*, 1863, p. 234.

Ramon y Cajal. — *Peq. comun. anat. sobre l. exist. d. term. nerv. pericel. en los gangl. raq.* Diciembre d. 1890, Barcelona.

Campbell. — Compte rendu dans *the Brit. med. Journ.*, n° 2, 1891, 15 april.

Chiari. — *Deutsch. med. Woch.*, 1891, n° 42.

J. Collins. — Ueber ein Heterot. vertäusch. Kunstpr. des Rück. *Neurol. Centralbl.*, 1895, p. 974.

L. G. Courvoisier. — Ueb. d. Zell d. Spinalg. sowie d. symp. beim Frosch. *Arch. f. mikr. Anat.*, Bd. IV, 1868.

Darkschewitsch. — Ueb. d. Veraend. in d. centr. Abschn. ein. mot. Nerv. bei. Verletz, d. periph. Abschn. *Neurol. Centralbl.*, 1892, p. 658.

L. Davida. — Ueber die Multipl. d. Lumb. u. Sacr. Spinalg. *Akad. d. Wissensch. in Budapest*, 21 juin 1880.

O. Deiters. — *Untersuch. ueb. Geh. u. Rück.*, Braunschweig, 1865.

Dejerine et **Sottas**. — Sur un cas de dégénér. rétrograde. *Arch. de Physiol.*, janv. 1896, p. 128.

G. Durante. — De la dégénér. rétrograde. *Compt. rend. Soc. biol.*, 1894, 827-829.

M. Duval. — *Traité de pathol. génér. p. Bouchard*, t. I, p. 182.

— *Bull. de la Soc. de biol.*, 26 mars 1881.

Ehrenberg. — Structur des Seelenorgans beim Mensch. u. Th. *Mémoires de l'Acad. de Berlin*, p. 695, 1834.

Ehrlich. — Ueber d. Methylenblaureact. d. leb. Nervensubst. *Deutsch. med. Wochenschr.*, n° 4, 1886.

Faivre. — *Etudes sur l'histol. comp. du syst. nerv.*, etc. Paris, 1857.

Feist. — *Neurol. Centralbl.*, 1891, p. 713.

W. Flemming. — Ueber den Bau der Spinalg., etc. *Arch. f. mikr. Anat.*, 1895, p. 379.

Fraenzel. — Beitr. z. Kenntn. von der Str., etc. *Virch. Arch.*, Bd. 38.

S. Freud. — Ueb. Spinalg, u. Rück. des Petrom. *Wien. Akad.*, 1878, Bd. 78, Abth. 3, p. 81.

Fromont. — Démonstr. anat., etc. *Soc. de biol.*, 25 février 1893.

Van Gehuchten. — Contr. à l'ét. d. gangl. cérébro-sp. *La Cellule*, t. VIII, 2e fasc., juin 1892.

— Nouv. rech. sur l. gangl. céréb. *La Cellule*, t. VIII, août 1892. — Les cell. nerv. du symp. chez quelques mamm. et chez l'hom. *La Cellule*, t. VIII, 1er févr. 1892.

— *Le système nerveux de l'homme*, 1893.

Goldberg. — Ueber Entw. d. Gangl. b. Huehnch. *Arch f. mikr. Anat.*, Bd. XXXVII.

Golowine. — Sur le développ. du syst. gangl. chez le poulet. *Anat. Anz.*, V, 1890.

Gombault et **Philippe**. — *Arch. de méd. expér.*, mai et juillet 1894.

Grandry. — Rech. sur les corp. de Pac. *Journ. de l'Anat.*, 1869, p. 393.

Harless. — *Muller's Arch.*, 1846, p. 387.

J. Henle. — *Handb. d. Nervenlehre*. Braunschweig, 1871.

V. Hensen. — Zur Entwickl. d. Nervensyst. *Virch. Arch.*, Bd. XXX, 1864.

O. Hertwig. — *Lehrb. d. Entwickl.*, 1896, p. 429.

Hilbert. — *Zur Kenntn. d. Spinalnerv.* Inaug-Dissert. Kœnigsberg in Pr. 1878.

His. — Zur Gesch. d. menschl. Rück. u. d. Nervenw. *Abh. d. Math. phys. Cl. d. Kais. Saechs. Gesellsch. d. Wissensch.* Bd. XIII, n° VI, 1886.

A. Hoche — Ueb. d. Verth. d. Gangl. im unt. Abschn. etc. *Neurol. Centralbl.*, 1891, p. 100. — Ueber die *Gangl. d. vord. Wurz.*, etc. *Centralbl., 1891, p. 407.* Beitr. z. Kenntn., etc. Heidelberg 1891. Refer. *Centralbl.*, 1891, p. 661.

M. Holl. — Ueber d. Bau d. Spinalg. *Wien. Akad. Sitzungsber.*, 1875, Bd. 74, Abth. 3.

E. A. Homén. — Veraender. d. Nervensyst. nach Amput. *Beitr. z. pathol. Anat. v. E. Ziegler*, Bd. VIII.

Ira van Gieson. — A study of the artefacts of the nerv. syst., etc. *New-York med. Journ.*, 1892, 24 sept., 1 et 15 octob. — *Neurol. Centralbl.*, 1892, p. 737.

Jacobsohn. — *Neurol. Centralbl.*, 1891, p. 38.

Jelgersma. — Die sensibl. u. sensor. Nervenb. u. Centren. *Neurol. Centralbl.*, 1895, p. 290.

A. v. Key et **G. Retzius**. — *Stud. in der Anat. d. Nervensyst. u. d. Bindegew.* Zw. Haelfte. Erste Abth. Stockholm, 1876.

M. Klippel. — Les neurones. *Arch. de neurologie*, juin 1896, p. 417.

A. Kœlliker. — *Die Selbstaend. u. Unabhaeng. d. symp. Nervensyst.* Zuerich, 1844, p. 21.

— *Handb. d. Geweb. d. Mensch.* Leipzig, 1859, p. 330.

— Ueb. d. Vork. v. Nervenz. i. d. vord. Wurz., etc. *Neur. Centr.*, 1894, p. 744.

Kramer. — Ueber ein abn. Bünd., etc. *Centralbl. f. Allg. Pathol. u. pathol. Anat.*, 1890.

P. Kronthal. — *Neurol. Centralbl.*, 1888. — *Neurol. Centr.*, 1890, p. 392. — Von der Heter. d. gr. Subst. im Rück. *Neurol. Centralbl.*, 1892, p. 730.

M. v. Lenhossék. — Centros. u. Sphaer. etc. *Arch. f. mikr. Anat.*, 1895, p. 345. — Z. erst. Entw. d. Nerv. z. etc. *Verhandl. d. Nat. Gesellsch. in Basel*, 1890, Bd. IX.

— D. Entw. d. Gangl. b. d. menschl. etc, *Arch. f. Anat. u. Physiol.*, *Anat.* Abth., 1891.

— Unters. ueber d. Spinalg. d. Frosch. *Arch. f. mikr. Anat.*, Bd. 26, 1886, p. 370. — Ursprung, Verl. u. End. d. sens. Nerv. b. Lumbricus. *Arch. f. mikr. Anat.*, Bd. 39, 1892. — Beob. an d. Spinalg. u. dem Rück. von Prist. Embr. *Anat. Anz.*, Bd. VII, nes 16-17, 1892.

O. v. Leonowa. — Die Sinnesorgane u. die Ganglien bei Anencephalie u. Amyelie. *Versamml. deutsch. Naturfor. u. Aerzt. in Wien*, 25 sept. 1894. *Neurol. Centralbl.*, 1894, p. 729.

Leydig. — *Vom Bau des thierischen Koerpers...*

Magendie. — *Journ. de physiol. de Magendie*, août 1822, t. II, p. 276 et 366.

Massary. — *Tabes dorsalis*. Thèse de Paris, 1896.

Merkel. — Tastzell. u Tastkörp. etc. *Arch. f. mikr. Anat.*, t. XI, 1875.

Michaud. — *Sur la méning. et la myél. dans le mal de Pott*. Thèse de Paris, 1871.

J.-P. Morat. — Nerfs et centres inhib. *Arch. de phys. norm. et pathol.*, 1894, 7-18.

— Sur les différ. phénom., etc. *Arch. de phys., etc.*, 1894, p. 208-211.

Nageotte. — La lésion primitive du tabes. *Bull. de la Soc. anat.*, nov.-déc. 1894.

Nasse. — *Muller's Arch.*, 1839, p. 405.

Onodi. — Ueb. d. Entwick. d. symp. Nerv. *Arch. f. mikr. Anat.*, 1886.

— Ueb. d. Ganglienz. d. hint. u. vord. Wurz. *Centralbl. f. d. med. Wiss.*, 1885.

G. Paladino. — Contr. aux connaiss., etc. *Arch. ital. d. biol.*, XXII, 53-59.

Pick. — Heter. gr. Subst. in menschl. Rück. *Arch. f. Psych.*, VIII, 1878.

— Neue Fälle, etc. *Prag. med. Woch.*, 1881, nos 10-11.

— Ueber ein abn. Bünd. in der menschl. medull. obl. *Arch. f. Psych.*, 1890.

J. Polaillon. — *Étude sur les gangl. nerv. périph.* Thèse de Paris, 1865.

Purkinje. — Bericht ueber d. Versamml. *Deutsch. Naturf. u. Aerzt. in Prag.*, 1837, p. 177.

Ranvier. — *Compte rendu Acad. des sc.*, 30 déc. 1872, — 24 févr. 1873, — 20 févr. 1875, — 20 déc. 1875, — 26 nov. 1877, — 6 mai 1878, — 4 déc. 1882.

Rattone. — Sur l'existence de cell. gangl. dans les rac. post., etc. *Intern. Monats. f. Anat. u. Hist.*, I, 1884, p. 57.

Rauber. — Die letzt. Spinalnerv. *Morph. Jahrb.,* 1877.

Raymond. — Contrib. à l'étude de la syph. du syst. nerv. *Arch. de neurol.*, févr. 1894, obs. III.

B. Rawitz. — Ueber den Bau der Spinalg. *Arch. f. mitr. Anat.*, 1880, Bd. 18, p. 283.

R. Remak. — Ueber multipol. Gangl. *Monatsber. d. Berl. Akad.*, 1854, p. 29. — *Virch. Arch.*, t. XXII, p. 441.

G. Retzius. — Untersuch. ueber d. Nervenz., etc. *Arch. f. Anat. u. Physiol. Anat.* Abth. 1880, 369.

Ch. Robin. — *Compte rendu*, 1847, 687 et 699.

Rosin. — Ueber wahr. Heter. im Rück. *Berlin. Gesellsch. f. Psych u. Nervenkr.*, Sitz. 9 déc. 1895. — *Neurol. Centralbl.*, 1er janvier 1896, p. 42.

Sagemehl. — *Untersuch. ueb. d. Entwick. d. Spinaln.* Dorpat, 1882.

Schaefer. — Note on the occur. of ganglionc. in the anter. roots of the cat's spin. nerv. *Prot. of the roy. Soc. of London*, 1881, p. 348.

Schiff. — *Arch. f. physiol. Heilk.* Bd. X, p. 133.

— *Lehrb. d. Physiol. Lahr.*, 1859.

— *Arch. f. gemeinsch. Arb.*, t. II, p. 411.

Schlemm. — Ganglion du nerf coccygien. *Muller's Arch.,* 1834.

Schramm. — *Neue Unters. ueb. d. Bau d. Spinalg.*, Wuerzburg, 1864, p. 11.

M. Schultze. — *Vorrede zu Deiter's Unters., etc.* Braunschweig, 1865, p. XV.

G. Schwalbe. — Ueb. d. Bau d. Spinalg., etc. *Arch. f. mikr. Anat.*, 1868, Bd. 4, p. 45. — *Lehrb. d. Neurol.,* in *Hoffm. Lehrb. d. Anat.*, t. II, p. 300.

Sherrington. — On outlying nerve-cells in the mam. sp. cord. *Prot. of the roy. Soc.*, 1891.

Siemerling. — *Anat. Unters. ueb. d. menschl. Rückenmarksn.* Monographie, Berlin, 1887.

Sottas. — Sur la dégénér. rétrogr. du faisc. pyram. *Soc. de biol.*, 25 novembre 1893.

Souques (A.) et **G. Marinesco.** — Note sur la dégénér. asc. de la moelle, etc. *Compt. rend. de la Soc. de biol.*, 1894, 561-563.

Stannius. — *Das periph. Nervensyst. der Fische.* Rostock, 1849. — *Neurol. Erfahr.* Gœtting. Nachr., 1851, n° 17.

Stiénon. — Rech. sur la struct. des gangl. sp. chez les vert. sup. *Annales de l'Université de Bruxelles*, 1880.

Tanzi. — Sulla presenza d. cell. gangl. nelle rad. spinal. del gatto. *Riv. sperim. di freniatr. et med. leg.*, 1895, 373.

L. Thanoffer. — A csigolyak. ducrsejt. szerk. Kiadja a. m. t. *Akad.*, 6 koet., 1877.

S. Thomasini. — L'excit. motr. après la sect. etc. *Arch. ital. biol.*, XXII, p. LXII-LXV.

Tooth. — Compt. rend. dans le *Brit. Med. Journ.*, nos 2, 15 avril 1891.

Tourneux. — Sur la structure du fil terminal. *Soc. de biol.*, 1892.

Trolard. — Anat. des méninges. *Arch. de physiol.*, 1888.

Turner. — Compte rend. dans le *Brit. Med. Journ.*, nos 2, 15 avril 1891.

Valentin. — Ueber die Scheiden der Ganglienkörp., etc. *Muller's Arch.*, 1839.

P. Vejas. — *Ein Beitr. zur Anat. u. Physiol. der Spinalgangl.* Inaug. Dissert. München, 1883.

Volkmann. — *Anhang zu Bidder's Werk*, 1847.

Vulpian. — *Arch. de physiol.*, t. I, 1868.

Vulpian et **Philippeaux**. — *Compt. rend.*, 1859.

R. Wagner. — *Neue Unters. ueb. d. Bau u. die End. der Nerv. u. d. Struct. d. Gangl.* Leipzig, 1847.

Waldeyer. — Ueber ein. neue. Forsch. im Gebiet. d. Anat. des Centralnervensyst. *Deutsch. med. Woch.*, 1891, nos 44-50.

A. Waller. — Compte rendu XXXIV, 1851. *Arch. genér.* 1852. — *Gaz. méd.*, 1856. — *Muell. Arch.*, 1852, p. 392.

Williamson. — *Brit. med. Journ.*, 6 mai 1893, p. 946.

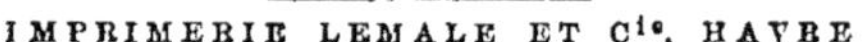

IMPRIMERIE LEMALE ET Cie, HAVRE

www.ingramcontent.com/pod-product-compliance
Ingram Content Group UK Ltd.
Pitfield, Milton Keynes, MK11 3LW, UK
UKHW021056270726
13967UKWH00012B/1970

9 782012 479760